AF464016

A PROPOS D'UN CAS

DE

NEURASTHÉNIE

GASTRIQUE

— ENTÉRONÉPHROPTOSE TRAUMATIQUE —

DIAGNOSTIC DE L'ENTÉROPTOSE

PAR

LE Dr FRANTZ GLÉNARD

Médecin à Vichy

Conférence clinique faite à l'Hôtel-Dieu de Lyon

4 PLANCHES, GRAVÉES SUR BOIS, DANS LE TEXTE

PARIS

G. MASSON, ÉDITEUR

LIBRAIRE DE L'ACADÉMIE DE MÉDECINE

Boulevard Saint Germain, 120, et rue de l'Éperon

1887

A PROPOS D'UN CAS

DE

NEURASTHÉNIE GASTRIQUE

— ENTÉRONÉPHROPTOSE TRAUMATIQUE —

DIAGNOSTIC DE L'ENTÉROPTOSE

Extrait de la PROVINCE MÉDICALE *de Lyon.*

Lyon. — Imp. Générale VITTE et PERRUSSEL, rue Condé, 30.

A PROPOS D'UN CAS

DE

NEURASTHÉNIE

GASTRIQUE

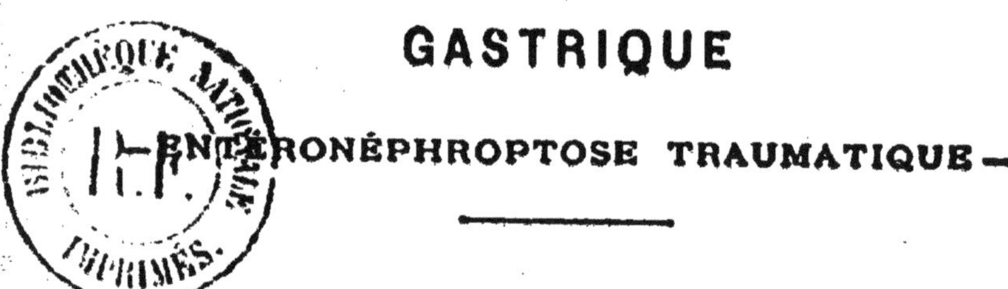

— ENTÉRONÉPHROPTOSE TRAUMATIQUE —

DIAGNOSTIC DE L'ENTÉROPTOSE

PAR

LE Dr FRANTZ GLÉNARD

Médecin à Vichy

Conférence clinique faite à l'Hôtel-Dieu de Lyon

4 PLANCHES, GRAVÉES SUR BOIS, DANS LE TEXTE

PARIS

G. MASSON, ÉDITEUR

LIBRAIRE DE L'ACADÉMIE DE MÉDECINE

Boulevard Saint Germain, 120, et rue de l'Éperon

1887

SOMMAIRE

PLANCHES.

A PROPOS D'UN CAS

DE

NEURASTHÉNIE GASTRIQUE

(ENTÉRONÉPHROPTOSE TRAUMATIQUE)

DIAGNOSTIC DE L'ENTÉROPTOSE

Conférence clinique faite à l'Hôtel-Dieu de Lyon (1).

MESSIEURS,

La malade que je vous présente est depuis cinq semaines à l'Hôtel-Dieu, salle sainte-Marie, n° 15, dans le service de M. Humbert Mollière. Je remercie mes excellents amis, MM. Humbert et Daniel Mollière, d'avoir bien voulu me prêter, l'un sa salle de conférences, l'autre sa malade. Mais, j'ai hâte de vous en prévenir, je tiens à ce que la présence de vos maîtres à cette conférence n'implique pas à vos yeux leur adhésion aux idées que je vais soutenir. C'est en toute indépendance que vous serez amenés, je l'espère, par le simple exposé des faits, par la seule logique des déductions, à conclure comme moi au sujet des indications à remplir et du traitement à instituer chez notre malade, par conséquent au sujet de l'interprétation pathogénique qu'il convient

(1) Dans le service de M. Daniel MOLLIÈRE, chirurgien titulaire de l'Hôtel-Dieu.

de donner à l'affection pour laquelle elle est entrée à l'hôpital.

Voici cette observation, telle qu'a bien voulu la relever, sur ma prière, l'interne du service, M. Sigaud, c'est-à-dire telle qu'elle peut être relevée suivant les données actuelles de la science :

« Françoise B., 35 ans, tisseuse, nullipare.

« *Antécédents héréditaires :* Sa mère, âgée de soixante-douze ans, a toujours été bien portante; son père est mort à soixante-dix ans des suites d'un traumatisme; de sept frères ou sœurs, deux sont survivants, dont l'un serait très souvent malade; des cinq frères ou sœurs morts, deux ont succombé au régiment, l'un d'une chute de cheval, l'autre d'une affection inconnue, les trois autres sont morts en bas âge.

« *Antécédents personnels :* Dans l'enfance, quelques croûtes dans les cheveux. La menstruation s'est établie à quatorze ans et a toujours été régulière, sauf pendant quelques mois, au début de l'affection actuelle. Pendant une période de trois ans (de douze à quinze ans), la malade, durant son apprentissage comme tisseuse, aurait été soumise à une très mauvaise alimentation : lard, pommes de terre, etc.; consécutivement seraient survenus quelques troubles dyspeptiques : vomissements, douleur épigastrique, céphalalgie après l'ingestion des aliments, enfin un peu d'amaigrissement et de faiblesse générale. Quelques mois de séjour à la campagne ont suffi à faire disparaître tous ces troubles, et la santé resta bonne ensuite pendant une dizaine d'années.

« A trente ans, la malade, qui remplissait les fonctions d'infirmière, est obligée de soulever un malade très lourd; un jour, en faisant cet effort, elle éprouva brusquement, dit-elle, un « craquement » dans les reins; puis une douleur assez vive s'établit en permanence dans la région lombaire. Enfin, au bout d'un mois, la malade se met à vomir tous ses aliments. Ces vomissements alimentaires ont persisté jusqu'à présent, avec des périodes d'atténuation et d'exacerbation. Sous l'influence du repos, du séjour au lit et d'un traitement pharmaceutique dirigé contre la dyspepsie, une grande amélioration ne tardait pas à se produire; alors la malade, se croyant guérie, reprenait ses travaux; puis une rechute se produisait, et ainsi de suite; les rechutes étaient de plus en plus graves et rebelles au traitement. L'année dernière, une cure à Vichy n'a produit aucun résultat.

« *Etat actuel :* La malade se présente à nous avec un embonpoint suffisant, une face congestionnée, des pommettes très rouges. Le plus souvent, les deux pommettes sont inégalement colorées.

« *Tube digestif :* La langue est couverte d'un léger enduit jaunâtre, l'appétit est conservé. Dès que la malade a mangé, elle éprouve une douleur qui se propage, dit-elle, le long des intestins, et qui est le signe prodromique du vomissement. Celui-ci apparaît tantôt immédiatement, tantôt un quart d'heure ou une demi-heure après le repas; pour le provoquer, il suffit qu'elle se remue ou se soulève légèrement dans son lit. En même temps qu'elle vomit, elle éprouve une douleur très vive dans la région lombaire et dans le milieu du ventre. Jamais d'hématémèse. Des renvois aigres se montrent lorsque les aliments séjournent un peu longtemps dans le tube digestif. Après chaque repas, ce sont des malaises tels que : chaleur qui monte au visage, tête lourde, yeux chargés, goût de sang à la bouche, etc. Constipation opiniâtre; la malade ne va pas à la selle sans lavement ou purgatif.

« Rien au *poumon* ni au *cœur*.

« Rien du côté du *système nerveux :* la sensibilité générale et sensorielle est intacte. L'impressionnabilité de la malade s'est beaucoup accrue depuis le début de l'affection. Pas de stigmate hystérique. Rien à l'*utérus.*

« Rien d'anormal dans les *urines.* »

Telle est l'histoire de cette malade. On conviendra qu'il n'en est guère de plus banale; il y a même lieu de s'étonner qu'on l'ait admise à l'hôpital, que son observation ait été relevée avec tant de soin, et surtout que j'aie la prétention, dans un service de chirurgie, de vous intéresser pendant une heure à son sujet. De quoi s'agit-il en effet? Le diagnostic paraît évident. C'est l'appareil digestif qui est en cause, et, parmi les affections de l'appareil digestif, c'est la plus bénigne à laquelle nous ayons affaire chez cette malade, c'est la dyspepsie.

L'étiologie de cette dyspepsie paraît bien nette : la première atteinte a été, à juste titre, attribuée à une nourriture grossière et insuffisante, à une mauvaise hygiène au moment de la puberté; la malade fut guérie par la suppression de ces causes. Quant à la seconde atteinte, survenue à la suite des fatigues d'une profession pénible, et à l'origine de laquelle se trouverait une douleur lombaire violente pendant un effort, le traumatisme intervient sans doute ici comme une simple coïncidence, de même que les traumatismes auxquels les femmes tendent si communément à rapporter le cancer du sein; il s'agit tout au plus d'un lumbago; on ne saurait d'ailleurs pas comment un effort violent, accompagné de douleurs lombaires, pourrait déterminer des troubles de la digestion. La dyspepsie a reparu parce que la malade se surmenait, veillait un malade, et parce que déjà jadis elle avait été dyspeptique; il lui suffit de se reposer pour voir sa santé s'améliorer.

Mais la dyspepsie n'est qu'un symptôme. Quelle en est la pathogénie chez notre malade? Est-ce une gastro-dyspepsie chimique ou une gastronévrose? Est-ce un gastrospasme ou une gastro-atonie? Les symptômes sont-il dus à l'inhibition ou à des troubles de la vaso-motricité? Faut-il faire intervenir l'arthritisme ou la diathèse gastrectasique, au moins à titre de prédisposition? En fin de compte, il y a un état de débilité générale qui a été provoqué ou aggravé par la maladie et qui contribue à l'entretenir, si tant est qu'il n'ait pas présidé à son éclosion. Cette débilité générale, et en particulier celle du système nerveux, se traduit par des symptômes neurasthéniques manifestes et spécifie assez la forme de dyspepsie de cette femme, pour que nous devions en résumer l'expression symptomatique par les termes de dyspepsie nerveuse ou ceux, plus modernes, plus compréhensifs de neurasthénie gastrique.

Et, précisément, le pronostic de cette maladie revêt les caractères du pronostic des névroses : durée indéterminée ; pronostic favorable au point de vue de la vie, plutôt fâcheux au point de vue de l'état de santé ; rechutes possibles, après les périodes d'amélioration, jusqu'à ce que la maladie s'use d'elle-même, comme on le dit des névroses ; cependant possibilité de complications par le fait d'un état marastique que pourrait engendrer la persistance des vomissements. En fait, cette femme est malade depuis cinq ans; voilà cinq semaines qu'elle est à l'hôpital, c'est-à-dire au repos et soumise à un traitement dans lequel interviennent les toniques, la diète lactée, le siphonage de l'estomac, et sa situation n'a pas sensiblement changé ; la malade continue à vomir et se plaint des mêmes malaises.

Le traitement institué par M. le docteur H. Mollière, et qui est le traitement classique, pourra être modifié, c'est vrai. Il se ressentira forcément du tâtonnement de la pathogénie et du « flou » du diagnostic dyspepsie nerveuse. Les indications de la diète lactée et du siphonage sont, dans notre cas, on ne peut pas le nier, des indications plutôt théoriques, doctrinales que réellement adéquates à l'expression des symptômes. On serait sûr du traitement si on l'était du diagnostic, et on le serait alors aussi du pronostic, dans cette maladie sans lésion qui est si fréquente et qu'on admet si rarement à l'hôpital.

Eh bien ! Messieurs, je suis à même d'opposer à ces incertitudes les affirmations suivantes : cette malade sera en pleine voie de guérison dans six semaines; une fois la guérison obtenue, il n'y aura plus de rechute. Dès le premier jour de mon traitement, l'intervention sera décisive, de l'aveu même de la malade ; avant deux jours elle aura cessé de se plaindre de vomissements ou de douleurs; la pathogénie de cette affection est évidente, univoque ; l'indication thérapeutique est formelle, le traitement à lui opposer, indiscutable. Cette maladie n'est pas une dyspepsie nerveuse ou neurasthénie gastrique.

Voilà bien des affirmations. Il faut les justifier. Pour cela, je vais reprendre devant vous l'observation de cette malade à partir du moment de son examen, où il nous paraît prouvé qu'elle n'a pas une affection localisée, que sa maladie est *indéterminée* en nosologie.

CHAPITRE PREMIER

SYMPTOMES SUBJECTIFS

J'ai établi(1), en recherchant la classification naturelle des symptômes subjectifs dans les maladies indéterminées, quel que soit d'ailleurs le syndrome, que la hiérarchie des symptômes avait été mal édifiée, et qu'on avait laissé dans l'obscurité nombre de signes parmi les plus importants comme caractères distinctifs. C'est ainsi que j'ai été amené à considérer comme caractères fondamentaux ceux qui sont tirés des troubles des grandes fonctions de la vie végétative, c'est-à-dire le sommeil, l'ingestion et la digestion alimentaires, l'excrétion des résidus et l'état des forces ; c'est ainsi que des caractères précieux pour la classification des maladies peuvent être tirés des éléments suivants d'information, le plus souvent, toujours même passés sous silence, à savoir : — l'heure du réveil et la durée de l'insomnie, quels phénomènes les accompagnent — quels aliments sont le mieux tolérés, quels phénomènes succèdent à chacun des repas, à quel intervalle du repas ils apparaissent, quelle est leur durée — l'état non seulement de la miction, mais encore et surtout de la défécation, quelles sont l'heure, la fréquence, la forme, la couleur, la consistance des garde-robes, et quels phéno-

(1) FRANTZ GLÉNARD. Application de la méthode naturelle à l'analyse de la dyspepsie nerveuse. Détermination d'une espèce. De l'Entéroptose, *Lyon médical* et *Paris, Masson 1885*, 107 p.

mènes les précèdent ou les suivent — combien de temps le malade peut marcher ou se tenir debout sans fatigue ou malaises, etc., etc.

Déjà, rien qu'avec ces caractères, on peut être à même de discerner avec une certaine netteté s'il s'agit d'une névrose ou d'une affection digestive, et parmi les affections digestives, s'il s'agit d'une atonie gastrique, d'une entéroptose ou encore d'une gastrite alcoolique ou « *éthylique* » (euphémisme que je propose pour désigner l'alcoolisme des gens du monde qui ne poussent jamais jusqu'à l'ivresse l'abus des spiritueux), etc., etc.

Voyons quel est chez notre malade l'état de ces grandes fonctions de la vie végétative :

Le *sommeil* a toujours été médiocre; il est depuis longtemps interrompu entre minuit et 2 heures du matin, soit par des coliques hypogastriques, soit par le besoin de prendre des aliments; ce n'est qu'après 3 heures du matin qu'elle commence à reposer.

L'*ingestion des aliments ou des boissons* est toujours suivie de malaises; ce sont des aigreurs, des vomissements, dont l'intensité est surtout marquée 2 heures et demie après les repas, et qui s'accompagnent alors de vapeurs, de sueurs très pénibles. Les aliments les plus indigestes pour elle sont les corps gras, les farineux, les légumes; l'ingestion de vin ou de lait augmente les aigreurs et hâte le vomissement.

Les *fonctions intestinales* ont toujours été insuffisantes, et actuellement, la constipation est telle que, en dépit des lavements quotidiens, il n'y a que tous les trois ou quatre jours une selle sèche, dure, scybalique, douloureuse à expulser.

L'*état des forces*, malgré un embonpoint suffisant et une coloration à peu près normale des chairs, est très médiocre; la malade éprouve une sensation constante de faiblesse et de brisement; il lui semble que son ventre a gonflé dès qu'elle a marché; a peine a-t-elle fait quelques pas que la fatigue s'accompagne de sueurs et de céphalalgie; outre cela, la marche, la station debout aggravent ses malaises habituels, augmentent ses vomissements, aussi doit-elle garder le lit après ses repas.

N'allons pas plus loin! Ces divers caractères: insomnie au milieu de la nuit; exacerbation des malaises entre 2 et 3 heures après les repas; indigestibilité plus grande de certains aliments; insuffisance, irrégularité des selles; dépression des forces et influence de la marche ou de la station debout sur l'intensité des symptômes, ces caractères me suffisent à affirmer que, chez notre malade, non seulement nous sommes en présence d'une affection primitivement digestive et non nerveuse, mais d'une espèce particulière parmi les maladies de l'appareil digestif.

Explorons l'abdomen.

CHAPITRE II

SIGNES OBJECTIFS

Méthode d'exploration abdominale.

En général, on n'explore l'abdomen que lorsqu'on est amené, par l'analyse des symptômes subjectifs, à soupçonner l'existence soit d'une inflammation locale, soit d'une tumeur, d'un épanchement, soit d'un déplacement d'organes, une hernie, par exemple.

Chez notre malade, il n'y a rien qui conduise à cette hypothèse. Nous laisserions donc, comme inutile, la palpation abdominale si, d'un côté, nous ne vivions sous l'empire d'une doctrine nouvelle qui recherche délibérément la dilatation de l'estomac sous toutes les dyspepsies, si, de l'autre, je ne m'attendais, après avoir constaté les caractères subjectifs fondamentaux sur lesquels j'ai appelé votre attention, à rencontrer certains signes non encore connus, et dont j'ai montré la grande valeur diagnostique.

Posons donc en principe qu'*il faut explorer l'abdomen de tout dyspeptique.*

L'exploration méthodique de l'abdomen exige que le malade soit couché sur le dos, sans cambrure aucune, les épaules légèrement élevées, les jambes étendues, et non fléchies, ainsi qu'on le recommande généralement; en résolution musculaire complète, *perinde ac cadaver.* L'abdomen doit être mis tout à fait à découvert entre deux lignes passant l'une par le pubis, l'autre par l'appendice xiphoïde.

Notons d'abord chez notre malade la forme de son ventre, qui est déprimé, comme étranglé au niveau de la ceinture, et qui bombe et s'étale dans la région hypogastrique, sans avoir pourtant un volume anormal (*premier signe objectif* = DÉFORMATION DE L'ABDOMEN); en le comprimant en divers points, en exerçant une succussion bilatérale, on voit qu'on le fait ballotter, qu'il est non seulement souple, caractère le seul relevé par la séméiotique actuelle, mais aussi, caractère sur lequel j'appelle l'attention, qu'il est flasque (*deuxième signe objectif* = FLACCIDITÉ ABDOMINALE).

La palpation *générale* ne trahit nul point anormal, soit comme sensibilité, soit comme densité ; quant à la percussion, dont les enseignements en ce qui concerne l'abdomen sont, en général, très restreints et souvent trompeurs, elle dénote une sonorité sourde, assez uniforme, qui n'a rien de caractéristique.

Il faut alors procéder à la *palpation spéciale* ou *spécialisée*, c'est-à-dire à une palpation qui non seulement s'adresse à telle ou telle région de l'abdomen, à tel ou tel organe, et recherche tel ou tel signe spécial, mais dont le mode varie, soit pour les différentes régions ou les divers organes, soit pour la détermination de chacun de ces signes.

La palpation spéciale méthodique de l'abdomen comporte: 1° la palpation antérieure de l'abdomen, 2° la palpation latérale; celle-ci comprend : *a)* la palpation bimanuelle des faces latérales, *b)* la palpation ou « fouille » des hypocondres, que je désigne et dont je vous exposerai les règles avec plus de précision qu'on ne l'a fait jusqu'ici, sous le nom de *palpation néphroleptique*.

Chez notre malade, qui n'a ni tumeur, ni ascite, ni

hernie, ni inflammation, nous devons, après avoir exploré l'abdomen, être en état d'*affirmer ou de nier* l'existence des caractères suivants : battement épigastrique, clapotage de l'estomac ; ceux que j'ai fait connaître sous les noms de boudin cœcal, corde colique, cordon sigmoïdal ; ceux de rein mobile ou flottant, foie mobile, rate mobile, tumeur stercorale, tous caractères que rien, le plus souvent, ne fait soupçonner, qu'on méconnaît si on n'y a pas songé, si on ne les a pas spécialement cherchés, et qui échappent par conséquent à la palpation générale de la paroi antérieure de l'abdomen ; dans combien d'observations de dyspepsie, même parmi les plus savamment relevées, trouve-t-on la preuve de l'existence *ou de l'absence* de ces caractères ?

A côté du précepte qu'il faut explorer l'abdomen de tout dyspeptique, je puis donc placer le suivant :

Toute exploration méthodique de l'abdomen doit comprendre la palpation de la paroi antérieure, la palpation des lombes et des hypocondres.

J'insiste parce que ce second précepte n'est nulle part appliqué, sinon recommandé, et que la palpation classique de l'abdomen laisse inexplorés les deux tiers de la cavité abdominale. Or, on passe ainsi à côté de caractères très importants, auxquels il faut songer pour les chercher, et qu'il faut savoir chercher pour les trouver.

(A) Palpation antérieure de l'abdomen. — Chez notre malade, à l'aide de la *palpation abdominale antérieure spécialisée*, nous notons tout d'abord l'existence du battement épigastrique (*troisième signe objectif*). Par une pression modérée sur le trajet de l'aorte, à 2 cent. au-dessus et à gauche de l'ombilic, on arrive sur ce vaisseau, inaccessible en ce point à l'état de tension normale de l'abdomen : ceci confirme déjà la diminution de tension que nous avons constatée, et l'accès facile de l'aorte permet de supposer que le côlon transverse, qui devrait l'éloigner de la paroi, n'est pas à sa place ou bien n'a pas son volume habituel.

Or, nous trouvons précisément, en appuyant contre la face antérieure de la colonne vertébrale, le bord radial de l'index placé transversalement, et en le faisant glisser de haut en bas sans en diminuer la pression, nous trouvons à 2 cent. au-dessous de l'ombilic un cordon plein, gros comme le pouce, de rénitence pâteuse, couché transversalement sur la colonne, roulant sous le doigt : c'est le côlon transverse, c'est ce que j'ai appelé la CORDE COLIQUE (*quatrième signe objectif*). Pour chercher ensuite dans quel état se trouvent les autres segments du côlon, il faut, pour le cœcum, diriger l'extrémité des quatre derniers doigts juxtaposés, sur une ligne répondant à l'angle formé par la colonne lombaire et la fosse iliaque droite. En appuyant profondément sur cette ligne et en déplaçant cette ligne de compression parallèlement à elle-même, nous sentons, chez notre malade, rouler sous les doigts un véritable boudin de deux travers de doigt de diamètre, sensible : c'est ce que j'ai désigné sous les termes de BOUDIN CÆCAL rénitent, sensible, déjeté en dedans (*cinquième signe objectif*).

Enfin, si nous opérons la même manœuvre dans le flanc gauche sur une ligne parallèle au pli de l'aine et placée à 3 ou 4 cent. au-dessus de lui, nous faisons également rouler, sur un plan formé par la fosse iliaque gauche, un cordon étroit, du diamètre du petit doigt : c'est l'S iliaque, c'est ce que j'ai appelé le CORDON SIGMOÏDAL (*sixième signe objectif*).

Pour en finir, chez notre malade, avec l'exploration de l'abdomen par la paroi antérieure, il nous reste à chercher le signe qu'on a désigné sous le nom de *clapotage*. Il est trop connu pour que j'insiste sur le procédé qui permet de le déceler ; pour la même raison j'évite de vous parler des signes à l'aide desquels on croit pouvoir apprécier la situation de l'estomac dans l'abdomen et sa capacité. Je me bornerai à vous dire deux choses : la première, c'est qu'un estomac flasque et abaissé peut être le siège d'un clapotage identique, comme siège et caractères physiques, à celui d'un estomac dilaté ; la seconde, c'est que la présence simultanée de gaz et de liquides dans un estomac flasque, qui est la condition essentielle du clapotage (et qui suffit maintenant à M. Bouchard, quel que soit le point de l'épigastre où on l'observe, pour affirmer la dilatation), peut être décelée par un procédé plus sensible encore que celui de la succussion brusque ou du ballottement latéral employés aujourd'hui, c'est le procédé qui permet d'obtenir ce que j'appelle le *gargouillement gastrique à la pression*. Pour le réaliser, il faut, à la fin d'une inspiration, comprimer transversalement l'épigastre, un peu à gauche de la ligne médiane ; si l'estomac est flasque et abaissé, ou dilaté, et qu'il renferme gaz et liquides, comme la pression aura porté sur la face antérieure de l'estomac, il suffira d'abaisser cette ligne de compression, pendant l'expiration, pour qu'il y ait conflit entre les gaz et les liquides gastriques, c'est-à-dire gargouillement, pendant leur passage de bas en haut sous les doigts.

Chez notre malade, il y a en ce moment CLAPOTAGE et GARGOUILLEMENT GASTRIQUE A L'ÉPIGASTRE (*septième signe objectif*). Je dis « en ce moment », car, à des examens antérieurs, tantôt j'ai trouvé ces signes, tantôt ils étaient absents chez elle, que ce fût de suite ou longtemps après l'ingestion de boissons. Il en est ainsi chez un grand nombre de malades et même de personnes bien portantes, et je ne crois pas que les conditions qui président à l'existence de ces signes, c'est-à-dire, en définitive, à la contractilité de l'estomac, soient assez connues pour qu'on puisse actuellement en faire un caractère diagnostique important à lui seul.

En résumé, la palpation abdominale antérieure nous a déjà fourni, chez notre malade, *sept signes objectifs* bien caractérisés, dont cinq, je puis bien le faire remarquer, sont tout à fait nouveaux en séméiotique : la déformation de l'abdomen, sa flaccidité, la corde colique, le boudin cœcal, le cordon sigmoïdal.

(B) Palpation latérale de l'abdomen. — La palpation antérieure de l'abdomen au-dessous des fausses côtes ne nous a rien dénoté d'anormal chez notre malade, et, nous déclarant satisfait des résultats de l'exploration précédente, déjà beaucoup plus complète que celle indiquée par les classiques, nous serions disposés à terminer ici notre examen. Or, vous allez voir quelle lacune nous aurions laissée.

Il existe, en effet, deux causes d'erreur dans les résultats de la palpation des hypocondres par la paroi antérieure; c'est : 1° l'absence à la paroi postérieure, dans la région lombaire, d'un plan résistant sur lequel la pression puisse accuser le relief ou les contours d'une anomalie, soit de situation, soit de volume des organes susjacents, si cette anomalie est peu prononcée; 2° c'est la mobilité et la situation intrathoracique de la paroi supérieure de l'hypocondre, d'où il résulte que l'anomalie pourra être refoulée sous les côtes par la pression, fuir sous les doigts, nous échapper, et que le rebord costal ou bien la masquera, ou bien nous empêchera de la poursuivre, si nous l'avons soupçonnée.

Pour écarter cette double cause d'erreur, il faut recourir à un mode de palpation qui est spécial à cette région et qui consiste : 1° à comprimer d'arrière en avant la région lombaire, comme pour la soulever; 2° à exercer la palpation de l'hypocondre pendant une profonde inspiration.

Ces deux indications seront remplies à l'aide des deux procédés suivants d'exploration : 1° la *palpation bimanuelle*; 2° le procédé que j'ai désigné sous les termes de *palpation néphroleptique*.

1° La *palpation bimanuelle* de l'hypocondre droit, que je prends pour exemple, consiste à appliquer solidement dans la région lombaire les quatre derniers doigts juxtaposés de la main gauche, de telle sorte que le médius réponde dans toute sa longueur au rebord costal postérieur; puis, contre ce plan résistant et restant fixe, à déprimer successivement les divers points correspondants de la paroi antérieure à l'aide de la main droite *et du pouce gauche*, la main droite étant chargée surtout de comprimer, le pouce gauche surtout chargé de palper. C'est à ce pouce gauche que doit être dévolu le rôle intelligent. J'insiste, car, bien que ce soit lui qui rende le plus de services dans ce mode de palpation, on le laisse toujours inoccupé.

Chez notre malade, la palpation bimanuelle des parties latérales de l'abdomen ne nous décèle qu'un signe objectif nouveau, c'est la DÉPRESSIBILITÉ ANORMALE DE L'HYPOCONDRE (*huitième signe objectif*) : il semble que cette région soit vide et que les deux parois antérieure et postérieure s'accolent directement l'une à l'autre par la compression entre les deux mains. Ce signe n'existe pas à l'état de santé; il confirme, pour cette région, la diminution de tension abdominale dont nous avons déjà noté plusieurs signes.

2° J'ai proposé les termes de *palpation néphroleptique* (1)

(1) FRANTZ GLÉNARD. *De la Maladie du rein mobile* (entéro-néphroptose), communication faite à la Société de Médecine de

pour caractériser la méthode qui consiste à palper, à fouiller l'hypocondre pendant une profonde inspiration, parce que cette méthode est celle à laquelle on doit recourir pour faire le diagnostic du rein mobile. Or, le rein étant l'organe le moins accessible de la région, il est évident que les doigts, avant de l'atteindre, auront déjà rencontré tout ce que la région pouvait recéler d'anormal, de telle sorte que la recherche du rein doit être le terme de toute exploration méthodique de l'abdomen.

Comme, d'ailleurs, la mobilité du rein peut exister, et c'est le cas au moins quatre-vingts fois sur cent, sans qu'aucun signe rationnel puisse le faire soupçonner, il est juste que sa recherche soit systématique et rentre dans le domaine de toute exploration abdominale méthodique, d'autant plus qu'il est aussi délicat de constater l'absence que de signaler la présence du rein mobile ; le défaut d'affirmation n'entraîne pas la négation.

Quant au néologisme, je le crois justifié par la nouveauté et la précision de mon procédé de palpation pour la recherche du rein. Vous pourrez comparer ma description à celles de *Lancereaux* ou de *Landau*, qui sont les plus complètes et les plus récentes.

Procédons, chez notre malade, à la recherche du rein mobile.

La recherche du rein mobile comporte trois temps, que je désigne sous les termes de : *affût, capture, échappement*.

Premier temps.— AFFUT.— Il faut placer les doigts de telle sorte que, si pendant l'inspiration quelque chose

Lyon, le 9 mars 1885, et ayant été l'objet d'un rapport lu par M. Colrat à cette Société, le 16 mars 1885. — *En préparation.*

d'anormal est propulsé de haut en bas, on le sente passer entre les doigts et on puisse le saisir; pour y arriver, j'étreins largement et solidement de la main gauche, pouce en avant, médius en arrière, la zone de parties molles immédiatement sous-jacente au rebord costal. Les doigts forment ainsi un anneau étroit qui sera complété à sa partie interne, en arrière par la colonne vertébrale, en avant par la main droite : celle-ci déprime, en effet, la paroi antérieure dans le prolongement de l'extrémité du pouce gauche, qui se trouve à la hauteur et au-dessous de l'extrémité de la 9e côte droite (il s'agit toujours de l'hypocondre droit).

Faisons inspirer profondément notre malade. Or, voici précisément que nous sentons descendre quelque chose entre nos doigts, une masse encore indécise, rénitente, du volume d'une mandarine. Première constatation que j'exprime ainsi : « *ptose* » dans l'hypocondre droit, car, à l'état normal, les doigts ne doivent rien sentir descendre. Si rien n'était « descendu », nous aurions pu affirmer l'absence de la ptose ; nous ne l'aurions pas pu si nous ne nous étions assuré ainsi que rien ne descendait.

Mais quel est cet organe? Est-ce un lobe plus ou moins déformé du foie? Est-ce la vésicule biliaire distendue? Est-ce une tumeur stercorale? Serait-ce une tumeur du mésentère? Enfin, ne serait-ce pas un rein?

J'ai dit plus haut que cette dernière hypothèse était la première à vérifier. Pour y arriver il faut procéder au deuxième temps de la palpation néphroleptique.

Deuxième temps. — Capture. — Ce temps consiste à saisir et à retenir la « plose » entre le médius et le pouce gauches. Pour cela, après avoir placé ces doigts, en tâtonnant, pendant deux ou trois inspirations, sur le trajet exact de descente, sur la piste que nous avons constatés, on porte le pouce le plus haut possible au-dessous du rebord costal, à la rencontre de la ptose, à mesure qu'on la sent descendre pendant l'inspiration; lorsque la ptose paraît avoir atteint la limite inférieure de son incursion, on augmente brusquement la constriction exercée à travers les tissus par les doigts, en rapprochant le plus possible l'une de l'autre les extrémités du médius et du pouce gauches. Pendant ce temps, la main droite veille à ce que la ptose ne soit pas déviée vers la ligne médiane, et n'échappe ainsi à la pression ou à la préhension de la main gauche.

Chez notre malade, où nous avons ainsi procédé, nous avons réussi à dépasser la ptose, à placer le pouce gauche au-dessus d'elle, et à pincer entre ce doigt et le médius gauche une région formant comme un sillon transversal déprimé. La présence et la profondeur de ce sillon restreignent déjà le diagnostic différentiel de la ptose, actuellement sous-jacente, entre le rein mobile et la tumeur stercorale située dans ce que j'ai appelé la première anse transverse.

Pendant que la « ptose » est ainsi *captive*, nous sentons, chez notre malade, par l'effort de compression que nous devons exercer au-dessus d'elle pour la maintenir, qu'elle est tirée de bas en haut et qu'il nous suffirait d'écarter un peu les doigts pour la sentir s'échapper entre eux. Nous profiterons de ce second passage pour apprécier les différents caractères de siège, de forme, de consistance, de volume, de sensibilité, etc., de la ptose. Ce sera le troisième temps de la palpation néphroleptique.

Troisième temps. — Échappement. — Ce moment de la palpation consiste à écarter légèrement l'une de l'autre les extrémités du pouce et du médius gauches, et à abaisser en même temps la ligne de compression; la ptose remontera entre eux. Si alors, après l'avoir examinée, on exerce une pression brusque au moment où on va la perdre, on pourra apprécier le degré de mobilité de la ptose dans l'hypocondre et ajouter un caractère précieux à ceux déjà observés.

Nous opérons ainsi chez notre malade. La ptose remonte entre les doigts; elle a bien le trajet, la forme, la consistance, le volume d'un rein, et sous l'influence de la petite pression brusque que nous exerçons à la fin, nous sentons *sauter* quelque chose qui s'échappe en haut; ce *ressaut* est visible à l'œil, et la malade, surprise par cette petite secousse, traduit sa sensation en disant que mes doigts ont fait *sauter* une « boule » dans son côté.

Il n'y a plus à en douter, il s'agit bien chez elle d'un REIN MOBILE *(neuvième signe objectif)*. Je n'insiste pas ici sur les autres caractères qui confirment ce diagnostic : à côté des précédents, ils n'ont plus qu'une valeur accessoire. La palpation néphroleptique, vraie *cynégétique* du rein mobile, justifie donc la description minutieuse dans laquelle je viens d'entrer.

Cette petite manœuvre est, en somme, facile à exécuter, elle doit être absolument indolente, mais, comme en toute chose, il faut, pour opérer et juger lestement, *cito* et *jucundè*, une certaine habitude. Ce n'est pas du premier coup que le médecin, même le plus instruit, s'il ne s'y est exercé, pourra cathétériser la trompe d'Eustache ou diagnostiquer à l'ophtalmoscope une atrophie de la papille, alors que rien n'est plus simple pour des mains expérimentées.

Je désigne la variété de rein mobile que nous rencontrons chez notre malade par les termes de : « *néphroptose du 3e degré* ». C'est un néologisme et une distinction dont je dois justifier les motifs et l'opportunité.

En premier lieu, le terme de *néphroptose*, que j'ai proposé à la place de ceux de rein mobile, rein flottant, a l'avantage de substituer à des dénominations qui ne relèvent que le caractère grossier de la mobilité et laissent le champ ouvert à dix théories sur la genèse de cette affection, une dénomination qui implique en même temps l'étiologie et la pathogénie de l'ectopie mobile du rein, conformément aux enseignements de la clinique et de l'anatomie.

D'un autre côté, la notion qu'il s'agit d'un simple prolapsus du rein entraîne les conséquences suivantes : 1° la notion des conditions anatomo-pathologiques qui président à la réalisation de ce prolapsus ; 2° l'existence de degrés dans son étendue ; 3° la nécessité d'une méthode de palpation appropriée à la recherche du prolapsus ; 4° la possibilité du prolapsus concomitant d'organes autres que le rein ; 5°, enfin, la discussion, sur ces nouvelles bases, soit de la pathogénie, soit du traitement de cette maladie.

Je dois justifier pourquoi je dis chez notre malade : néphroptose *du 3e degré*. On conçoit, en effet, que le rein puisse être plus ou moins prolabé, éloigné de sa loge. Il y a, de même que la pointe de hernie, la *pointe de néphroptose*. Celle-ci ne paraît pourtant pas avoir été signalée : elle a la même importance diagnostique que la néphroptose complète. Dans quatre cas j'ai observé chez des malades qui se sont présentés à mon observation, à deux et trois intervalles consécutifs de douze mois, que la pointe de néphroptose constatée la première année atteignait peu à peu le 2e, puis le 3e degré, jusqu'à devenir le vrai rein flottant.

Il est évident que ce diagnostic de pointe de néphroptose serait contesté par tout médecin qui serait appelé à le contrôler sans avoir déjà, par devers lui, une grande expérience de la palpation du rein mobile. Car, dans ce cas, on ne sent que le pôle inférieur du rein : il ne s'agit plus de capture ni de sillon, c'est à la fin du temps d'affût, au moment où l'on espère saisir la ptose, que l'on sent profondément un corps orbe, lisse, dur, du volume d'un noix, qui, sous l'influence de la pression brusque exercée par les extrémités du médius et du pouce gauches, saute comme une bille et s'échappe en haut, en laissant aux doigts une sensation analogue à celle qu'ils éprouvent lorsqu'ils viennent de projeter par pression un noyau de cerise (1).

Telle est, pour moi, la *pointe de néphroptose* ou *néphroptose* du *1er degré;* car on ne peut pas atteindre le rein à l'état normal; — celle du *2e degré* existe quand le rein peut être retenu entre les doigts, sans que pourtant on atteigne le sillon et qu'on puisse comprimer les tissus au-dessus du rein; — si l'on peut le faire, ce sera la néphroptose du *3e degré*, comme chez notre malade : c'est le *rein mobile* vulgaire, celui qui est diagnostiqué dans un dixième des cas de néphroptoses du 3e degré, c'est-à-dire lorsqu'on y pense pendant la palpation; — enfin, la néphroptose du *4e degré*, c'est le *rein flottant;* c'est le rein qu'on sent par la paroi abdominale antérieure, sans même y avoir songé; c'est le rein qu'on diagnostique dans la moitié des cas de néphroptoses du 4e degré, c'est-à-dire lorsque, chez le malade qui en est atteint, on a été amené simplement à palper la face antérieure de l'abdomen. Dans ce cas, il importe à la rigueur du diagnostic de le confirmer en soumettant le rein flottant à l'épreuve des trois temps de la palpation néphroleptique; pour y arriver il n'y a qu'à refouler dans l'hypocondre la tumeur mobile du flanc, puis à placer au-dessous d'elle les doigts en affût. On procédera ensuite comme pour les autres variétés de néphroptose.

(1) De son côté, le malade éprouve la sensation toute spéciale de « ressaut ». Chez trois de mes confrères, où je décelai en les palpant une pointe de néphroptose, mon diagnostic ne fut pour eux l'objet d'aucun doute.

Vous voyez donc, Messieurs, que, grâce à la palpation néphroleptique, vous pourrez non seulement affirmer le diagnostic de néphroptose, mais en caractériser les variétés, les degrés. Vous concevez également qu'avec un procédé qui vous permet de déceler jusqu'à la pointe de néphroptose, vous ne pourrez méconnaitre les autres anomalies beaucoup plus accessibles pouvant siéger dans l'hypocondre. Ce n'est pas ici le lieu de vous en présenter les caractères différentiels, pas plus que de vous exposer comment, avec quelque habitude, on peut arriver, en présence d'une « ptose » multiple, à discerner avec netteté le prolapsus du foie, celui de la vésicule et celui du rein, en même temps que celui de la première anse transverse, lorsqu'elle est le siège d'un amas stercoral. Dans trois cas, il m'a été possible, presque facile, de me reconnaitre au milieu de cet ensemble simultané d'objets anormaux qu'amenait à mes doigts, placés à l'affût, l'abaissement du diaphragme pendant l'inspiration. Je le répète, c'est la pulpe du pouce gauche qui, dans ce diagnostic, joue le rôle intelligent; vous reconnaitrez, avec la pratique, quel service peut vous rendre ce pouce, dont vous aurez appris à vous servir, en recherchant la néphroptose comme je vous l'ai indiqué.

Promené sous le rebord costal, la pulpe dirigée en haut, à l'affût de chaque inspiration, dont l'effet est d'abaisser, de comprimer sur lui le bord antérieur du foie, le pouce gauche vous avertira : ici, que ce bord est normal, mais s'abaisse de 3 à 4 cent. pendant l'inspiration, qu'il y a par conséquent un prolapsus du foie; là, vers l'extrémité antérieure de la neuvième côte, que ce bord est sensible et arrondi, de densité un peu supérieure à la normale, et que vous vous trouvez en présence d'un état congestif; ailleurs, et en particulier sous l'extrémité antérieure de la dixième côte, qu'il est mince, ligneux, indolent, écarté de la côte, et qu'il ressaute durement sur le pouce, que par conséquent il s'agit d'un point cirrhosé, et ces précieuses indications, le pouce gauche vous les fournira au début de ces diverses affections, bien longtemps avant que l'examen classique puisse les signaler.

Vous vous souviendrez de la palpation néphroleptique; mais n'oubliez pas, à l'occasion, mon petit « procédé du pouce », il vous rendra service.

Après avoir exploré l'hypocondre droit de notre malade, je passe à son hypocondre gauche, en me servant alors de la main droite, soit pour relever la région lombaire dans la palpation bimanuelle, soit pour procéder à l'affût dans la palpation néphroleptique; mais je reste du même côté de la malade : il faut s'habituer à ne pas choisir, de même qu'on doit pouvoir pratiquer indifféremment avec les deux index le toucher vaginal.

Il n'y a rien à noter dans cet hypocondre gauche. Je m'y attendais, du reste; nous ne pouvions rencontrer, étant donné notre cas, qu'une splénoptose ou une néphroptose. Or, la splénoptose est très rare, et suppose une dislocation extrêmement prononcée des autres viscères; quant à la néphroptose gauche, ou bien elle existe seule, et le syndrome qui l'accompagne revêt vraiment des caractères différents de celui qui coïncide avec la néphroptose droite; ou bien il s'agit d'une néphroptose des deux côtés, et alors le prolapsus du rein gauche ne commence à devenir perceptible que lorsque celui du rein droit est beaucoup plus prononcé que chez notre malade. Il n'y a pas à gauche un organe, comme le foie à droite, qui joue un rôle aussi important, sinon pour favoriser la néphroptose (cette action n'est nullement prouvée), du moins pour en faciliter le diagnostic objectif.

Il semble que tous ces détails soient bien minutieux;

mais, si vous rencontrez rarement à l'hôpital ces splanchnoptoses des hypocondres, ces premiers indices de cirrhose ou de congestion du foie, en revanche il ne se passera pas de jour où vous ne les voyiez plus tard dans votre cabinet, et il ne s'agit pas là de constatations d'un intérêt purement scientifique, il s'agit bel et bien de signes qui vous mettront sur la voie du diagnostic, vous épargneront de nuisibles tâtonnements et vous montreront formellement le sens dans lequel vous devez agir par votre thérapeutique.

Faut-il, par un exemple, justifier l'utilité de la méthode générale et des procédés d'exploration abdominale que je vous recommande? Faut-il prouver mon assertion sur la fréquence des cas dans lesquels cette exploration éclairera votre diagnostic?

Prenons le rein mobile dont nous venons de trouver un spécimen chez notre malade.

J'ai relevé, sur un total de 1,310 malades que j'ai observés à Vichy, 148 cas de néphroptose. Personne ne saurait s'étonner ou se froisser, après les détails dans lesquels je viens d'entrer, si je dis que, sur ces 148 cas, trois seulement avaient été diagnostiqués par les médecins qui m'avaient précédé. Moi-même, avant de connaître la palpation néphroleptique, et malgré mes soins à explorer l'abdomen dans chaque cas, je n'avais trouvé, dans une première série de 350 malades, que trois cas de néphroptose, à peine 1 %, tandis que, depuis que j'applique cette méthode d'une façon systématique, j'ai relevé, sur la seconde série de 950 malades, 145 cas, c'est-à-dire plus de 15 %!

Pour me borner aux enseignements fournis par la palpation, dans ces 148 cas de néphroptose, j'ajouterai ceci:

Sur ces 1310 malades, il y a 647 hommes et 663

femmes. Les 148 cas de néphroptose comprennent 17 hommes et 131 femmes.

Chez ces 17 hommes, 15 fois il s'agissait d'une néphroptose du premier ou du deuxième degré, 2 fois seulement d'une néphroptose du troisième degré (avec sillon). Dans 16 cas, la néphroptose était du seul côté droit; dans 1 cas, elle était double; dans 2 cas, le foie était également prolabé.

Chez les 131 femmes, il y eut 47 cas de néphroptose du premier ou du deuxième degré; 79 cas de néphroptose du troisième degré (rein mobile des auteurs); 5 cas du quatrième degré (rein flottant); sur les 131 cas, 3 fois seulement la néphroptose gauche existait seule; dans 18 cas, il y avait une néphroptose double; enfin, chez les 110 autres femmes, la néphroptose était limitée au côté droit. Dans 30 cas, il y avait en même temps, prolapsus de foie (foie mobile), et simultanément splénoptose dans 2 cas.

Grâce aux procédés d'exploration que j'ai employés, la certitude du diagnostic est assez grande pour que, en dehors de ces 148 cas dans lesquels la néphroptose était évidente et fut confirmée à chacun de mes examens du malade, dans 17 autres cas seulement, que je ne compte pas danscette statistique, j'aie dû faire suivre d'un point d'interrogation la mention de néphroptose, et rester indécis sur l'origine rénale ou hépatique de la ptose.

Ce chiffre considérable, sur un total de 1,310 malades, de 148 cas de rein mobile notés par un seul observateur, alors qu'il s'agit d'une affection réputée assez rare, et dont aucun auteur, parmi ceux qui l'ont le mieux étudiée, n'a vu plus de 50 cas (Landau, par exemple), se justifie, j'espère, par les considérations suivantes : 1° le centre d'observation. A Vichy, les malades sont déjà triés, ils ressortissent pour la plupart, et d'une façon plus ou moins immédiate, des affections de l'appareil digestif. Or je démontre, tout prêt d'ailleurs à réfuter l'objection de pétition de principe, que le syndrome de la néphroptose est un syndrome digestif et non pas nerveux, comme on le décrit communément; 2° l'exploration méthodique de l'abdomen chez tous les malades dont l'appareil digestif est intéressé à un titre quelconque; 3° le procédé spécial de palpation que je décris sous l'expression de « palpation néphroleptique »; 4° la compréhension qui, sous la rubrique de néphroptose, me fait admettre comme rein mobile tous les degrés du prolapsus rénal, depuis le rein flottant jusqu'à la pointe de néphroptose.

Notre malade vient bien confirmer la valeur des préceptes que je vous expose relativement à la palpation de l'abdomen. Sans ces préceptes, nous n'eussions jamais songé à chercher chez elle le rein mobile; y eussions-nous songé, nous ne l'aurions pas trouvé. C'est pourtant un signe objectif de valeur.

Mais ce n'est pas tout; puisque nous attachons à l'ectopie mobile du rein une importance assez grande pour en faire un signe objectif digne d'être noté, pourquoi n'agirions-nous pas de même pour un caractère analogue que nous avons relevé incidemment en parlant de la corde colique, celui d'être placée à deux centimètres au-dessous de l'ombilic, c'est-à-dire bien au-dessous du siège normal du côlon? Un tel déplacement, qui est bien plus prononcé que celui du rein, doit avoir au moins autant d'importance, quand on songe à quel point la nature, pour placer le côlon transverse à l'épigastre, a compliqué, contre toute logique apparente, la topographie des viscères abdominaux. A côté de l'abaissement du rein, que j'ai appelé *néphroptose*, nous noterons donc l'abaissement, le prolapsus de l'intestin, que je désigne par l'expression d'ENTÉROPTOSE *(dixième signe objectif)*.

En résumé, nous voilà avec cette dyspepsie nerveuse que nous trouvions si banale et qui recélait tant de choses inattendues, nous voilà en présence de dix signes objectifs à interpréter. C'est toute la pathogénie à reprendre de fond en comble, et, parmi les indications nouvelles que nous entrevoyons, il y a peut-être celle de faire appel aux lumières d'un chirurgien. Un auteur connu (inutile de le nommer!) n'a-t-il pas écrit que lorsque la mobilité du rein s'accompagnait de troubles persistants de la nutrition, il ne fallait pas hésiter à enlever le rein?

CHAPITRE III

PATHOGÉNIE

Lorsque, tout à l'heure, nous avons porté le diagnostic de neurasthénie gastrique, nous n'avions, pour nous éclairer, que l'analyse des symptômes subjectifs. Nous étions fondé d'ailleurs pour penser que, si un accident étranger à la maladie venait à causer la mort, l'autopsie ne révélerait, ni à l'examen macroscopique, ni au microscope, rien qui pût expliquer la dyspepsie, et nous étions obligés d'invoquer comme cause première une débilité radicale, comme cause seconde une débilité fonctionnelle du système nerveux ou neurasthénie, et en particulier du système nerveux qui préside soit aux contractions, soit aux sécrétions, soit à la sensibilité de l'estomac.

Actuellement, nous avons pour ainsi dire l'autopsie sous les yeux, et nous nous trouvons en présence de dix signes objectifs bien caractérisés, auxquels, certes, nous ne nous attendions pas et dont nous ne devons la révélation qu'à l'application de deux principes : exploration systématique de l'abdomen dans toute affection où l'appareil digestif est intéressé à un titre quelconque; méthode systématique d'exploration de tous les recoins de l'abdomen et de tous les organes *(y compris l'intestin et le rein)*, toutes les fois qu'on palpe l'abdomen.

Evidemment, chacun de ces signes doit être interprété et trouver sa place logique dans la pathogénie.

Nous devons nous assurer, avant d'incriminer le système nerveux comme cause immédiate des troubles digestifs, d'abord si ces signes objectifs ne trahissent pas le substratum anatomique intermédiaire; ensuite si l'*hypothèse* de l'intervention du système nerveux comme cause première ne peut être remplacée par la *démonstration* d'une lésion initiale évidente.

De ces dix signes objectifs, il n'en est que deux qui aient été utilisés jusqu'à présent dans la pathogénie des dyspepsies : ce sont l'ectopie mobile du rein et le clapotage de l'estomac. Des huit autres, l'un, le battement épigastrique, n'a reçu aucune explication plausible, et a été considéré par conséquent comme une manifestation directe de la névropathie; un autre, la déformation de l'abdomen, est regardé comme sans relation avec les fonctions digestives; dans les maladies indéterminées, on ne s'est jamais préoccupé, et seulement au point de vue de la gène apportée par son poids, que du ventre déformé au point de descendre comme une besace jusqu'au milieu des cuisses [prolapsus graisseux de Guéniot (1)]; un troisième enfin, le boudin cœcal sensible, est signalé dans les neurasthénies, mais avec l'interprétation d'ovarie : c'est-à-dire que la sensibilité du flanc est seule notée, et que l'on place sa localisation dans l'ovaire, au lieu de la placer dans son siège réel, qui est bien le cœcum. Quant aux cinq autres signes, ils n'étaient pas connus avant mes recherches; ils sont par conséquent nouveaux en séméiologie.

Pour vous donner une idée de l'importance qu'on

(1) *Archives de tocologie*, 1878. Depuis la publication de mon étude sur l'entéroptose, M. Guéniot a complété sa description du prolapsus *graisseux* par une description sommaire du prolapsus *pariéto-viscéral*. (*Arch. de tocologie*, mai 1885.)

attache, à juste titre, à la constatation de signes objectifs dans les maladies indéterminées, il me suffira de vous dire que, lorsque, dans une de ces maladies, on vient à rencontrer un des deux seuls signes connus, on donne de suite à ce signe la valeur d'une notion causale, et il sert, dès lors, à déterminer la maladie en lui donnant son nom. C'est ainsi que fut créée, il y a quarante ans, l'entité du « rein mobile »; c'est ainsi que, de nos jours, l'entité du clapotage gastrique tend, sous le nom de « dilatation de l'estomac », à envahir, absorber la pathologie de l'appareil digestif; lorsque les deux signes objectifs sont rencontrés chez le même sujet, comme c'est le cas pour notre malade, cas fréquent du reste, il y a conflit d'entités. Ce conflit peut se traduire par une divergence complète de vues entre les médecins les plus éminents sur la pathogénie et par conséquent sur le traitement de la maladie : pour l'un, c'est le rein mobile, acquis par traumatisme, qui domine la pathogénie; c'est lui qui, par compression du duodénum, cause la dilatation de l'estomac et, par voie nerveuse réflexe, cause tous les autres symptômes; pour l'autre, c'est la dilatation d'estomac qui préside à toute la pathogénie ; c'est cette dilatation, dont la cause réside le plus souvent dans une diathèse spéciale, la « diathèse de dilatation », qui engendre tous les troubles fonctionnels; c'est elle qui, en congestionnant le foie, augmente la place occupée par ce viscère dans l'hypocondre et, par suite, la pression qu'il exerce sur le rein, qu'il finit par déloger. Le premier dirigera les principaux efforts de sa thérapeutique contre la mobilité du rein; si les bandages, les pelotes, chargés d'immobiliser le rein, n'améliorent pas la santé du malade, ce médecin devra, pour être conséquent, chercher à fixer le rein à la paroi lombaire, et si c'est encore insuffisant, il enlèvera le rein. Je pourrais vous citer un grand nombre de ces opérations qui, sous les noms de néphroraphie et de néphrectomie, ont été pratiquées dans le seul but d'arriver à la cure radicale du rein mobile (1). Le second médecin, au contraire, pour lequel la mobilité du rein n'est qu'un signe de valeur secondaire, et qui ne se préoccupe que de la dilatation de l'estomac, repoussera jusqu'à la plus banale ceinture hypogastrique et fera converger, dans sa thérapeutique, tous les moyens qui, théoriquement, doivent diminuer la capacité de l'estomac.

Vous voyez, Messieurs, de quelle importance il est pour notre malade que nous nous décidions entre ces deux entités. Qui est-ce qui a commencé ? le clapotage ou l'ectopie ? Quel sort allons-nous jeter sur son rein ? Mais vous voyez aussi de quelle importance sont les signes objectifs dans les maladies encore indéterminées. Ce n'est donc que justice, avant de prendre une décision, de peser, dans la même balance que le clapotage ou la mobilité rénale, les signes objectifs nouveaux que je vous apporte.

Nous sommes d'autant plus fondés à le faire, avec l'espoir de trouver une autre solution du problème, que le fait d'être placés dans l'alternative de choisir entre deux entités éveille déjà nos soupçons sur la légitimité de leur existence, et que vraiment ni l'une ni l'autre ne nous satisfont pour notre malade. Comment admettre chez elle la « maladie du rein mobile, » alors que, depuis cinq ans qu'elle est malade, jamais elle n'a éprouvé le moindre symptôme du côté de son rein ; alors que, depuis cinq semaines qu'elle garde presque constamment le lit, sa situation s'aggrave, bien que la mobilité de son rein doive être singulièrement réduite et la compression sur le duodénum rendue impossible ;

(1) Frantz Glénard. — De l'indication de la néphrectomie dans le traitement du rein mobile. *Lyon médical*, nov. 1885.

alors que cette mobilité est, en somme, peu prononcée et que sa découverte a été un effet du hasard et une surprise? D'un autre côté, comment accepter chez elle la « maladie de la dilatation de l'estomac, » alors que, depuis cinq semaines, la douleur l'a forcée à réduire son alimentation à un minimum ; alors qu'elle vomit presque tous ses aliments quelques minutes après leur ingestion; alors que le siphonage de l'estomac n'apporte aucune amélioration dans son état; alors que la constatation du clapotage est sans rapport avec les conditions qui, si l'estomac était dilaté, devraient la favoriser ou l'empêcher? Reprenons donc nos dix signes objectifs comme s'ils étaient tous nouveaux et cherchons leur subordination sur de nouvelles bases, sachant déjà que ni l'ectopie rénale ni le clapotage ne peuvent être mis sans discussion en tête de la hiérarchie pathogénique.

De la confrontation de ces signes résulte, au premier coup d'œil, la possibilité de grouper certains d'entre eux qui paraissent avoir une signification analogue. C'est ainsi que la déformation de l'abdomen, la flaccidité abdominale, la dépressibilité des hypocondres, impliquent de toute évidence une modalité générale de l'abdomen qui justifie la coexistence de ces trois signes, et que je caractériserai en disant qu'il y a *diminution de tension* ou, pour être plus bref, *hypotase abdominale* (τασις, tension).

En second lieu, les signes que j'ai appelés corde colique, boudin cœcal, cordon sigmoïdal, ont pour caractères communs d'avoir l'intestin pour siège et d'exprimer la diminution de son calibre : je puis donc les grouper sous le terme d'*entérosténose*.

Restent le battement épigastrique, le clapotage, la néphroptose et l'entéroptose. Pour ces deux derniers, le caractère commun évident, c'est l'ectopie par abaissement, c'est la ptose; d'un autre côté, il est certain, au nom de l'anatomie et de la physiologie, que si l'estomac n'était pas abaissé, avec dilatation ou non, nous ne sentirions pas le clapotage. Si donc, chez notre malade, la dilatation est une hypothèse discutable, la *gastroptose* n'en est pas une. Elle existe. Je puis donc dire que le caractère commun au clapotage, à la mobilité du rein et au siège de la corde colique à l'ombilic, c'est d'être tous trois des signes de *splanchnoptose*.

Quant au battement épigastrique, c'est-à-dire à l'accessibilité anormale du pouls aortique à l'épigastre, il s'explique de lui-même comme une conséquence du défaut de tension abdominale et de la ptose du côlon transverse; il se place par ce fait, et sans discussion, au dernier rang de la hiérarchie pathogénique. Nous ne nous en occuperons plus.

En définitive, nos dix signes objectifs sont, chez notre malade, l'expression des trois caractères suivants : hypotase abdominale, entérosténose, splanchnoptose. Je ne plaiderai pas en faveur de ces néologismes. A moins qu'on ne préfère les périphrases, ils s'imposent d'eux-mêmes pour exprimer des constatations neuves. Je dis : constatations, car, remarquez-le bien, Messieurs, pour en arriver là, je n'ai pas encore émis l'ombre d'une hypothèse ou d'une interprétation. C'est le moment maintenant. Jusqu'ici je n'ai fait que transcrire. Voici le tableau :

Déformation de l'abdomen, Flaccidité abdominale, Dépressibilité des hypocondres.	Hypotase.
Corde colique transverse, Boudin cœcal sensible, Cordon sygmoïdal.	Entérosténose.
Clapotage, gargouillement gastriques, Battement épigastrique, Néphroptose du 3e degré, Entéroptose.	Splanchnoptose.

Quelle est la subordination de ces trois caractères ?

Si l'on place au premier rang la diminution de tension de l'abdomen, c'est-à-dire la disproportion du contenant et du contenu, — cette disproportion étant attribuée évidemment, dans ce cas, à l'augmentation du contenant, c'est-à-dire au relâchement des parois abdominales, — on sera obligé de placer au second rang la splanchnoptose, au troisième l'entérosténose. On ne conçoit pas, en effet, la dilatation de la cavité abdominale provoquant directement, par elle seule, la diminution du calibre de l'intestin, tandis qu'on conçoit fort bien que le relâchement des parois abdominales puisse être une cause de prolapsus pour les viscères enfermés et suspendus dans la cavité de l'abdomen. Il restera alors à vérifier si le prolapsus de ces viscères peut être une cause de diminution du calibre de l'intestin.

Mais la diminution de tension abdominale peut également s'expliquer par la réduction primitive de son contenu ; elle peut être une conséquence de l'entérosténose. Ce doit être plutôt le cas chez notre malade, qui n'a jamais eu d'enfants, dont la ligne blanche ne présente aucun écartement anormal, et chez laquelle nous ne trouvons aucune cause qui explique un relâchement primitif des parois abdominales. Quelle place dans ce cas assigner à la splanchnoptose ? On pourrait lui attribuer, soit le second, soit le troisième rang, l'entérosténose gardant le premier. On ne peut contredire, en effet, que, d'un côté, la diminution du calibre de l'intestin, c'est-à-dire l'augmentation de sa densité, de l'autre, la décompression de l'abdomen, c'est-à-dire le défaut de soutien des viscères, ne puissent être des causes de splanchnoptose ; mais ne pourrait-on donner à celle-ci le premier rang ? Car, tandis qu'on conçoit fort mal une maladie débutant par la diminution du calibre de l'intestin, au contraire il est parfaitement admissible que, sous l'influence d'un traumatisme ou d'un effort violent, un prolapsus viscéral puisse ouvrir la scène pathologique. La question est donc toujours la même : la splanchnoptose peut-elle causer l'entérosténose?

Nous voici donc arrivés peu à peu, en raisonnant sur des éléments nouveaux, qu'une analyse minutieuse nous a fait découvrir, et en procédant par une induction dont je défie qui que ce soit de contester la logique, nous voici arrivés à soupçonner une notion causale nouvelle en pathologie générale, celle de la *splanchnoptose digestive ;* nous y sommes arrivés grâce à ce que nous avons pu abstraire des signes tels que « clapotage de l'estomac » et « ectopie mobile du rein », non pas seulement la dilatation hypothétique du premier, non pas seulement l'ectopie ou la mobilité du second, mais encore, ainsi que nous en avions aussi strictement le droit, le caractère très explicite de prolapsus que revêtent ces signes ; de même, nous avons abstrait du signe « corde colique », non seulement le caractère de sténose, mais encore celui de ptose, qu'il renferme tout aussi incontestablement.

Et cette notion causale de splanchnoptose, substituée à celle de névrose dans l'interprétation du complexus symptomatique de notre malade, n'a vraiment rien qui doive vous choquer : d'abord, elle vous propose quelque chose de palpable, de réalisable, si je puis ainsi dire, à la place de cette cause nébuleuse, intangible qu'on appelle débilité nerveuse ou neurasthénie ; ensuite, tout en rejetant à un plan effacé la perturbation fonctionnelle du système nerveux, elle ne l'exclut en aucune façon ; enfin, en dernier lieu, et cette réflexion est des plus suggestives, l'idée de splanchnoptose se dégage vraiment comme l'expression la plus large des signes objectifs et subjectifs que nous avons inventoriés chez notre malade.

Est-ce que ce ventre flasque, déprimé à la ceinture, comme transposé de haut en bas, ce ventre qui permet d'arriver jusque sur la face antérieure des vertèbres, pour y sentir le pouls de l'aorte et la corde du transverse, ou de fouiller les hypocondres pour y saisir un rein abaissé, est-ce que cela ne se résume pas fort bien par l'idée générale de splanchnoptose? et cette femme, qui, sans être inanitiée, sans avoir aucune affection des organes locomoteurs, est cependant toujours lasse, a des sueurs, des vertiges et des maux de reins, dès qu'elle a marché quelques pas, dont la station debout aggrave les malaises digestifs, tandis qu'ils s'atténuent lorsqu'elle garde le lit, est-ce que ces symptômes ne se concilient pas fort bien avec cette idée que, chez cette femme, l'« effort » manque de point d'appui, pour être efficace, parce que son ventre n'est pas assez tendu, et que, si les malaises s'accroissent par la marche ou la station debout, c'est que leur cause première, la splanchnoptose, s'exagère elle-même, dans ces conditions, par le fait de la pesanteur?

Mais s'il en est ainsi, s'il y a un rapport réel entre les souffrances de la malade et la splanchnoptose à laquelle nous les attribuons, nous devons pouvoir, par une épreuve très simple, nous assurer si nous sommes dans la bonne voie. Je me place derrière la malade et, passant mes bras sous ses aisselles, j'applique mes deux mains à plat sur ses flancs; je puis ainsi comprimer l'hypogastre et relever l'abdomen par sa partie la plus déclive. Or, pendant cette épreuve, la malade, dont je fais réellement remonter le ventre (ce qui est déjà anormal, surtout pour un ventre à peine proéminent), pendant cette épreuve, la malade dit qu'« elle se sent soutenue »; qu'« elle est plus forte, plus légère », qu'« elle respire plus librement »; je lâche alors brusquement ma compression, et aussitôt cette femme nous dit qu'elle sent que « son ventre tombe, n'est plus soutenu »; qu'elle vient d'éprouver « son tiraillement, son délabrement habituels, à *l'épigastre* ».

C'est cette double manœuvre, pour laquelle on peut remplacer l'application directe des mains sur le ventre, par celle d'une bande élastique large de 12 centimètres, et longue de 1 mètre, tenue par ses deux extrémités, c'est cette double manœuvre que je désigne par les termes d' « *épreuve et contre-épreuve de la sangle.* »

Est-ce que, chez notre malade, les résultats n'en sont pas vraiment caractéristiques? Et notez bien que les personnes en bonne santé, même celles dont le ventre est très gros mais bien tendu, sont complètement indifférentes à cette épreuve; notez encore que dans certaines maladies, autres que celle de cette femme, le résultat de la manœuvre est inverse : malaises pendant l'épreuve, soulagement pendant la contre-épreuve.

Je dois vous prévenir qu'il est des cas de nature analogue à celui de notre malade, où les malaises de la contre-épreuve peuvent aller jusqu'à une lypothymie ou une authentique crise nerveuse. Je l'ai observé plusieurs fois chez des malades où le ventre était absolument creux, où il paraissait fantaisiste de songer à faire remonter quoi que ce soit. Mais ce petit ennui ne sera rien pour vous à côté de la joie d'avoir si bien conduit votre diagnostic, car ce *onzième signe objectif* = SPLANCHNOPTOSE PAR L'ÉPREUVE DE LA SANGLE, a une valeur décisive en raison de la série d'hypothèses logiques qui nous ont amenés à le chercher, et qui nous ont été suggérées naturellement par l'étude de notre malade. Si donc, avec la splanchnoptose comme élément protopathique, nous donnons une explication plausible du processus morbide, ce ne sera plus à nous à discuter les diagnostics de névrose, de rein mobile ou de dilatation de l'estomac, ce sera à nos contradicteurs à discuter le diagnostic de splanchnoptose et à prouver qu'il est faux.

Tout dépend, en définitive, de la solution que nous donnerons à cette question, dont les termes nous ont été imposés par l'analyse raisonnée du tableau symptomatique chez notre malade :

La splanchnoptose peut-elle causer l'entérosténose?

Il y a trois organes prolabés, l'estomac, le rein et l'intestin. Quel est celui de ces organes dont le prolapsus doit avoir la relation la plus immédiate, la plus intime avec la diminution de calibre de l'intestin? C'est évidemment l'intestin lui-même; c'est l'intestin qu'il faut interroger le premier, et son prolapsus, l'entéroptose, dont il faut rechercher la relation avec l'entérosténose.

Je vous résumerai très sommairement, Messieurs, les résultats (1) auxquels m'a conduit l'étude des conditions anatomiques du tube digestif au point de vue de ses attaches, de ses modes de suspension, de ses rapports avec les viscères splanchniques, et de l'influence que pouvaient avoir sur la digestion et sur la santé générale les troubles survenus, par une cause ou par une autre, dans l'état normal de ce que j'ai appelé la statique intestinale.

« L'auteur, dit en parlant de ces recherches M. Féréol, dans le remarquable rapport dont il a honoré mon travail, et qu'il a lu à la Société médicale des hôpitaux

(1) F. Glénard. *Dyspepsie nerveuse*, etc., loc. cit., chap. III, p. 40-61.

de Paris (1), l'auteur a pu, dans le laboratoire de l'Hôtel-Dieu, en présence de M. Cornil, de M. Hérard, et d'un assez nombreux auditoire, nous démontrer la justesse de ses aperçus et l'exactitude de ses descriptions. »

Je me contenterai donc de vous en présenter les conclusions originales :

« Le tube digestif est relevé de distance en distance à la manière des baldaquins, et les angles ainsi formés sont fixés à la paroi postérieure de l'abdomen. (Pl. I.)

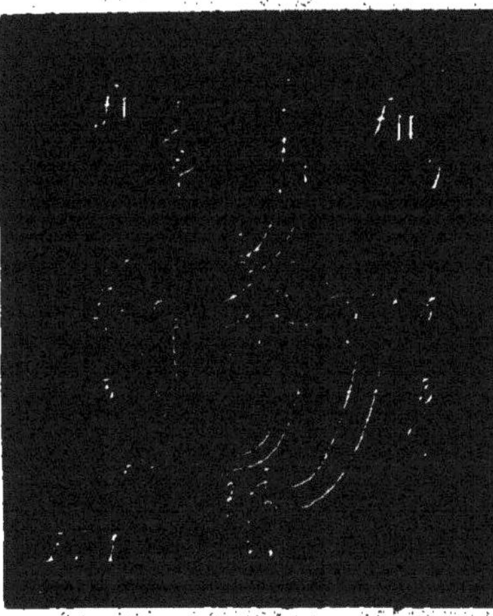

Pl. I. fig. 1. — Le trajet du tube digestif, représenté par deux points d'interrogation.

Fig. II. — Le tube digestif décrit 6 anses : 1, anse gastrique ; 2, anse duodénale ; 3, anse iléo-colique ; 4, anse costo sous-pylorique ; 5, anse sous pylori-costale ; 6, anse côlo-sigmoïdale. — Il y a six angles de soutènement : *a*, gastro-duodénal ; *b*, duodéno-jéjunal, *c*, sous-costal droit ; *d*, sous-pylorique ; *e*, sous-costal gauche ; *f*, sigmoïdo-rectal.

« Les six angles de soutènement intermédiaires aux sept anses ainsi formées, peuvent être considérés comme les orifices de communication de deux anses contiguës.

« Ces orifices peuvent être atrésiés par la traction ou le prolapsus des anses correspondantes. »

(1) F. Glénard. *Entéroptose et neurasthénie*, communication faite à la Société médicale des hôpitaux de Paris, le 15 mai 1886. *Semaine médicale*, 19 mai 1886.

Rapport par M. Féréol. Bull, et mém. Soc. méd. hôp., Paris, 5 janvier 1887, p. 499-509.

De plus, je démontre ceci :

« Le faisceau fibreux qui descend avec la mésentérique supérieure au-devant du duodénum, est le vrai ligament suspenseur de l'intestin grêle.

« Lorsque le grêle est vide de gaz et prolabé, le duodénum, pour chasser son contenu dans le jéjunum, devra soulever un poids minimum d'un demi-kilogramme.

« L'orifice duodénojéjunal, orifice de sortie du duodénum, qui fait communiquer les deux segments physiologiques du tube digestif, est l'orifice dont le siège est le plus fixe, dont la perméabilité est le plus exposée. »

D'un autre côté (Pl. II.) :

« Le côlon est relié à l'estomac d'une façon invariable, c'est-à-dire lui est suspendu au niveau des quatre premiers centimètres de la grande courbure, à partir du pylore.

« Le ligament intermédiaire au transverse et à l'estomac, que je décris sous le nom de *ligament pylori-colique*, relève le transverse vers sa partie moyenne, et divise ainsi la grande anse transverse en deux anses secondaires, que je désigne par les termes de première et deuxième anses transverses, ou droite et gauche ; l'orifice de communication entre ces deux anses, que je désigne par les termes d'*orifice sous-pylorique* du côlon transverse, peut être atrésié par le prolapsus des deux anses transverses. En outre, le prolapsus des anses transverses implique le prolapsus de l'estomac, et par suite l'atrésie de l'orifice gastroduodénal, ou orifice de sortie de l'estomac. »

Mais nous avons vu d'ailleurs que l'orifice de sortie du duodénum peut être atrésié par le prolapsus du grêle (1)

(1) Dans une observation d'occlusion intestinale, suivie de mort, communiquée à la Société médicale des hôpitaux de Paris, quelque temps après ma publication, M. Leroux s'exprime ainsi : « Le seul obstacle mécanique résidait dans la tension de l'artère mésentérique, contenue dans le mésentère et passant au devant du jéjunum » (Bull. 1885, p. 223.) *Cité par* M. Féréol.

Pl. II. — *Ligaments suspenseurs du côlon transverse.*

Coupe verticale suivant un plan transversal passant par la ligne d'insertion pariéto-viscérale (ligne de réflexion) des feuillets suspenseurs du côlon. [Le mésocôlon transverse et le grand épiploon ont été enlevés, sauf 4 bandelettes (*a*, B, C, *d*), laissées pour montrer la disposition des feuillets du péritoine au niveau des divers points du côlon tranverse].

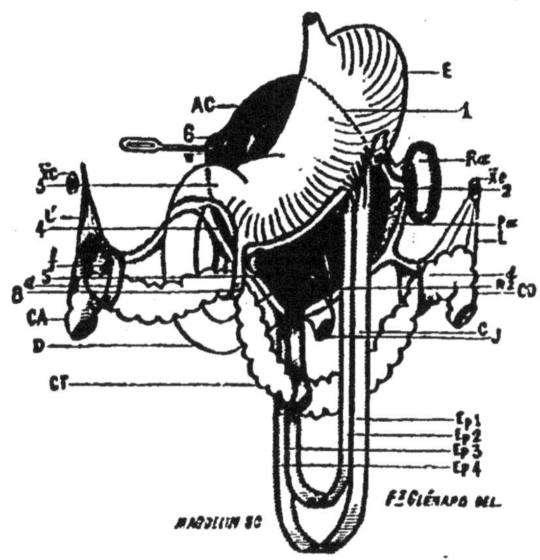

a, bandelette péritonéale réservée au niveau du coude droit ; AC, arrière-cavité de l'épiploon ; B, bandelette réservée au niveau de la grande courbure, dans son trajet prépylorique *(lig. pylori-colique)*; C, id. vers la partie moyenne de l'estomac ; CA, côlon ascendant ; CD, côlon descendant ; CT, côlon transverse ; D, bas fond du duodénum ; *d*, bandelette péritonéale réservée au niveau du coude gauche. E, estomac ; Ep (1), Ep (2), Ep (3), Ep (4), feuillets des sacs épiploïques ; J, jéjunum ; L, ligament pleuro-colique ; L', feuillet du coude droit ; *f*, réflexion, sous le coude droit, du mésocôlon lombaire (vu à travers une boutonnière pratiquée au repli péritonéal) ; Ms, mésentérique supérieure, née de l'aorte ; Pa, queue du pancréas entre les deux feuillets postérieurs du mésocôlon ; Ra, rate ; Xe, dixième côte ; W, hiatus de Winslow.

1, bord gauche de l'arrière-sac, derrière l'estomac ; 2, ce bord, au moment où il tombe de la grande courbure sur le mésocôlon ; 3, bord droit derrière le pylore ; 4, ce bord, au moment où sa direction, *jusque là oblique*, devient (5) verticale et où il tombe sur le mésocôlon ; 6, fenêtre ouverte sur la cavité de l'arrière-sac

Le côlon, dans sa partie sous-pylorique, est suspendu à l'estomac, dont il est indépendant partout ailleurs.

(ligament suspenseur du mésentère); en outre, l'anse duodénale n'est pas soutenue par sa concavité.

Je puis donc dire que la « clé » de la statique physiologique du tube digestif se trouve dans la proposition suivante :

« *Le duodénum doit être comparé à un flacon portant deux tubulures à son extrémité supérieure : la tubulure gastroduodénale, réglée par le côlon transverse ; la tubulure duodénojéjunale, réglée par l'intestin grêle.* »

Mais je démontre en dernier lieu ceci :

« Il n'y a pas de ligament suspenseur proprement dit du coude droit du côlon. C'est le point le plus mal soutenu et, par conséquent, le plus menacé de tout le tube digestif. Le coude droit du côlon est rarement à sa place dans les autopsies. »

C'en est assez! Les troubles de la statique intestinale exercent nécessairement, par les atrésies qui en sont la conséquence, une influence considérable sur les fonctions du tube digestif; le sort de l'estomac est lié à celui du côlon transverse; l'origine la plus fréquente de ces troubles de statique réside nécessairement dans la dislocation du point le plus fragile du tube digestif, de celui dont l'équilibre est le plus instable, dans la dislocation du coude droit du côlon.

Ce que je puis exprimer en d'autres termes, et c'est la réponse à la question soulevée plus haut, en disant : l'entéroptose est une cause directe de l'entérosténose, puisque l'atrésie intestinale est une conséquence fatale, immédiate de l'entéroptose.

Enfin : le prolapsus du coude droit du côlon est la lésion locale, en même temps que la lésion initiale de l'entéroptose, et j'ajoute, au nom de l'anatomie et de la clinique, sans avoir le temps de vous le démontrer : l'entéroptose du coude droit du côlon est une condition prédisposante pour la néphroptose droite; la néphroptose peut survenir d'emblée, mais alors elle s'accompagne toujours d'entéroptose, ou bien graduellement, et alors elle a été précédée par l'entéroptose du coude droit; celle-ci du reste peut exister longtemps, plusieurs années, seule, sans complications de néphroptose.

Mais si l'entéroptose du coude droit du côlon peut avoir pour conséquences nécessaires, non seulement l'entérosténose et indirectement l'hypotase abdominale, mais encore la gastroptose et la néphroptose, et indirectement les symptômes subjectifs qui en dépendent, mais alors notre pathogénie est faite, notre malade a une « *entéroptose* » et non une névrose. Trouvons la cause première du prolapsus de ce coude droit et je ne sais vraiment pas ce qu'on pourra nous objecter.

Or, la première cause qui se présente à l'esprit quand il s'agit d'expliquer une rupture d'équilibre dans la statique viscérale, une dislocation, n'est-ce pas l'effort, n'est-ce pas le traumatisme ?

Mais cet effort, ce traumatisme, ne l'avons-nous pas chez notre malade ? Elle-même le place à l'origine de tous ses maux. Nous ne dirons donc plus : lumbago, maintenant que l'anatomie nous a appris quelles conséquences peut exercer un effort violent sur la statique intestinale, quelles conséquences les troubles de la statique intestinale peuvent avoir sur les fonctions digestives; nous dirons : « *entéroptose du coude droit du côlon* », et réfléchissant malgré nous aux conditions qui, chez cette femme, ont pu favoriser la conséquence aussi fâcheuse de l'effort qu'elle a fait en soulevant un malade, nous incriminerons surtout son sexe. Est-ce que l'usage du corset, même peu serré, ou des lacets qui retiennent les jupons en les fixant à la ceinture, ne favorise pas la transposition en bas de la masse intestinale et surtout du côlon transverse ? Est-ce que, par le fait de la condition défectueuse qui doit en résulter pour la fonction de l'intestin, la constipation rebelle, qu'a entraînée son atonie chez notre malade, n'a pas été une cause prédisposante? L'effort est intervenu et la rupture définitive de l'équilibre s'est opérée par la dislocation du point de « *minoris resistentiæ.* »

Voici donc, en résumé, la pathogénie que je propose pour notre malade :

Causes prédisposantes : tendance à la transposition en bas de la masse intestinale et surtout du côlon transverse, gêne fonctionnelle de cet intestin ; atonie consécutive ; constipation, c'est-à-dire stase stercorale augmentant son poids. *Cause déterminante* : effort, prolapsus traumatique de l'organe le plus mal suspendu, c'est-à-dire du coude droit du côlon (craquement dans les reins perçu par la malade en faisant un effort), néphroptose concomitante ou consécutive (pas de symptômes subjectifs propres), et, comme conséquences :

a) Prolapsus du côlon transverse, qui n'est plus suspendu que par son coude gauche (lig. pleuro-colique de Cruv), et par sa partie moyenne (lig. pylori-colique. Fz. G.) et dont le poids est augmenté par la stagnation fécale, (douleur permanente de la région lombaire ; influence du décubitus sur l'intensité des symptômes ; douleurs intestinales après les repas, précédant les vomissements. Déformation de l'abdomen) ; prolapsus de l'estomac ; troubles de la péristaltique (1); atonie gastrique ; trouble des sécrétions ; atrésie angulaire de l'orifice gastroduo-

(1) Avec spasme de l'orifice interloculaire gastrique. Voir à ce sujet : F. GLÉNARD, *note sur l'estomac biloculaire* in dysp. nerv., *loc. cit.* Les assertions que j'ai émises sont confirmées physiologiquement par LABORDE (sur les cadavres des assassins Frey et Rivière), et pathologiquement par RASMUSSEN (mais, de sa part, avec une erreur d'interprétation).

dénal (vomissements, symptômes vaporeux, dyspepsie. Clapotage et gargouillement à la pression. Réduction des ingesta).

b) Entérosténose ; diminution de la tension abdominale (faiblesse et brisement ; amaigrissement ; dénutrition ; insomnie ; neurasthénie. Signes objectifs : battement épigastrique ; corde colique ; boudin cœcal ; cordon sigmoïdal ; flaccidité abdominale).

Nous concevons maintenant pourquoi notre malade ne peut pas guérir, malgré tous les efforts de la thérapeutique : elle est victime du *cercle vicieux* suivant : entéroptose, gastroptose, atonie gastrique, entérosténose, entéroptose, gastroptose, atonie gastrique, etc., ainsi de suite. En d'autres termes : le prolapsus de l'intestin abaisse l'estomac, s'oppose à son relèvement pendant le dernier temps de la digestion stomacale, lutte contre sa contractilité, qui finit par s'épuiser ; la malade digère très mal, réduit son alimentation, l'intestin devient de plus en plus atonique ; la stagnation stercorale augmente son poids ; l'entéroptose s'accentue ; recevant peu d'ingesta, ne recevant aucun gaz (?), sécrétant fort peu, se desséchant, l'intestin diminue peu à peu de calibre : l'entérosténose, ainsi que le montre péremptoirement la clinique, procède de bas en haut, de la dernière à la première anse, en aval des obstacles angulaires (orifices intermédiaires aux anses), qui sont devenus de plus en plus difficiles à franchir ; pendant ce temps la lutte en amont des obstacles, qui se traduisait par le gonflement de l'intestin pendant la digestion, recule d'anse en anse, de la seconde transverse à la première, puis de la première à l'anse iléocœcale. Alors le cœcum et le côlon ascendant, qui jusque-là étaient toujours gonflés et sensibles, restent seuls à représenter l'effort propulsif de tout le côlon, et commencent à se sténoser (boudin cœcal) : alors la corde colique est cons-

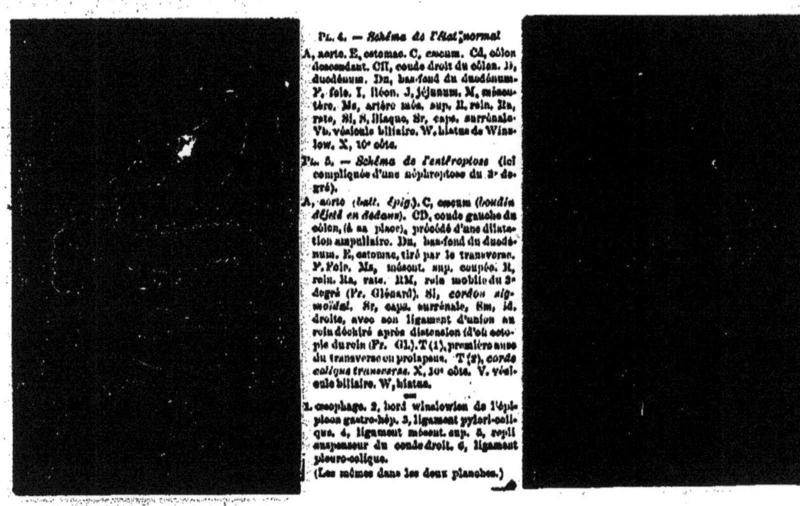

PL. 4. — *Schéma de l'état normal*

A, aorte. E, estomac. C, cæcum. Cd, côlon descendant. CII, coude droit du côlon. D, duodénum. Du, bas-fond du duodénum. F, foie. I, iléon. J, jéjunum. M, mésentère. Ms, artère més. sup. R, rein. Ra, rate. Si, S, iliaque. Sr, caps. surrénale. Vb, vésicule biliaire. W, hiatus de Winslow. X, 10e côte.

PL. 5. — *Schéma de l'entéroptose* (ici compliquée d'une néphroptose du 3e degré).

A, aorte (*batt. épig.*). C, cæcum (*boudin déjeté en dedans*). CD, coude gauche du côlon, (à sa place), précédé d'une dilatation ampullaire. Du, bas-fond du duodénum. E, estomac, tiré par le transverse. F, Foie. Ms, mésent. sup. coupée. R, rein. Ra, rate. RM, rein mobile du 3e degré (Fr. Glénard). Si, *cordon sigmoïdal*. Sr, caps. surrénale, Sm, id. droite, avec son ligament d'union au rein déchiré après distension (d'où ectopie du rein (Fr. Gl.). T (1), première anse du transverse en prolapsus. T (2), *corde colique transverse*. X, 10e côte. V. vésicule biliaire. W, hiatus.

1. œsophage. 2, bord winslowien de l'épiploon gastro-hép. 3, ligament pylori-colique. 4, ligament mésent. sup. 5, repli suspenseur du coude droit. 6, ligament pleuro-colique.

(Les mêmes dans les deux planches.)

lituée ; l'entéroptose s'aggrave par augmentation de densité du transverse et hypotase abominale ; l'estomac est de plus en plus abaissé ; l'atrésie gastroduodénale de plus en plus prononcée ; l'atonie gastrique est peut-être déjà de la dilatation, etc. Nous nous retrouvons ainsi à notre point de départ, nous avons donc bien tourné dans un cercle (voir les planches ci-contre).

Une telle pathogénie n'exclut ni les troubles nerveux directs ou réflexes, ni les troubles sécrétoires (pas plus que les ptomaïnes), mais elle les subordonne aux troubles statiques.

Telle est la situation de notre malade. Qu'arrivera-t-il si nous laissons la maladie suivre son évolution naturelle, ou si nous continuons à la traiter par les mêmes moyens qui ont été employés jusqu'ici, et qui ne répondent évidemment pas aux indications multiples mises au jour par notre pathogénie ?

En raisonnant par analogie et comparant cette femme à celles des malades que j'ai observées, dont l'affection analogue à la sienne (entéronéphroptose) remontait à plus de dix ans (sur 16 malades dans ce cas, 7 étaient malades depuis 10 ans, 3 depuis 15 ans, 3 depuis 20 ans, 1 depuis 23, 1 depuis 25, 1 enfin depuis 27 ans), voici ce qui se passera :

Nous l'avions laissée avec un certain embompoint, une coloration normale des chairs ; l'entérosténose, qui avait envahi graduellement le côlon descendant, puis le côlon transverse, était encore peu marquée dans le côlon ascendant ; l'estomac avec un clapotage intermittent n'était pas encore forcé, dilaté ; il fallait encore fouiller l'hypocondre pour y trouver le rein. Nous la retrouvons quelques années après amaigrie de 20 à 25 kilogr., la peau collée aux os, le teint pâle, subictérique, traînant sa vie misérablement, ne sachant plus de quels termes se servir pour exprimer ses malaises, ne sachant même plus comment les énumérer, ne voulant plus de médecin ; son ventre est creusé, l'iléon sténosé est prolabé dans le petit bassin, la main peut sentir le promontoire à travers la paroi abdominale, l'estomac clapote près du pubis, le rein droit offre un relief à la palpation de la fosse iliaque, et si le diagnostic de tabes, de cancer ou de phtisie ne nous saute pas aux yeux, c'est qu'il y a prescription ; car il a déjà été formulé il y a 4 ou 5 ans.

La mort peut survenir dans ces conditions, soit par une affection intercurrente qu'aura compliquée l'état de marasme du malade, soit par inanition (à une autopsie de dilatation d'estomac à laquelle j'assistai il y a deux ans, M. le professeur Soulier m'accorda, en présence des pièces anatomiques, que ma pathogénie pouvait seule expliquer la maladie et la mort du sujet).

Mais, le plus généralement, la santé, sans devenir bonne, s'améliore aux approches de la vieillesse. Je ne puis l'expliquer autrement qu'en admettant que, grâce à une transposition très lente et successive de tous les viscères, un équilibre statique nouveau s'est établi insensiblement entre eux, avec un centre de gravité très abaissé au-dessous de son siège normal.

Or, cette pénible issue de la maladie par la mort ou par la vieillesse, précédées d'une longue suite d'années de misère physiologique, peut être absolument évitée ; l'on peut rétablir la santé du malade, quelle que soit la phase ou la date de sa maladie, par un traitement dont la durée est en rapport avec la gravité ou la période de l'affection (de six semaines à trois ans), et dont les indications se posent d'elles-mêmes par le simple énoncé du diagnostic qui résume cette pathogénie.

CHAPITRE IV

DIAGNOSTIC

Le diagnostic logique de la maladie en présence de laquelle nous nous trouvons est donc celui d'ENTÉROPTOSE. C'est bien là une maladie à part, existant par elle-même, une *entité morbide :* 1° puisque cette notion du prolapsus de l'intestin renferme la cause qui a fait passer cette femme de l'état de santé à l'état de maladie ; 2° puisqu'elle entraîne et explique les symptômes subjectifs et les signes objectifs présentés par la malade ; 3° puisqu'elle rend compte de la marche et de la durée de son affection ; 4°, enfin, puisque de cette notion d'entéroptose, avec sa pathogénie spéciale, se dégagent également des indications thérapeutiques spéciales que ne présente aucune autre maladie, et puisque, seul, le traitement basé sur ces indications pourra nous permettre de faire céder son incurabilité.

Que faut-il de plus pour donner à une entité morbide le droit d'entrée dans la nosologie ? L'anatomie pathologique ? Mais la palpation sur le vivant donne des enseignements tellement « autopsiques », qu'elle rend vraiment superflue la vérification sur le mort.

L'entéroptose justifie bien mieux la dignité d'entité morbide que le diabète, dont on ne connaît ni la cause, ni la pathogénie, ni l'anatomie pathologique, que la maladie de Bright ou celle de Duchenne, dont on ne connaît ni la cause première, ni le traitement.

Je ne reviendrai pas sur l'exposé des symptômes et des signes qui la caractérisent chez notre malade et en rendent le diagnostic direct si manifeste; mais on conçoit que la maladie de l'entéroptose ne se présente pas dans tous les cas avec son complet cortège de caractères; le rôle du clinicien serait vraiment trop facile et cette maladie ferait une exception entre toutes. Il est évident que l'aspect d'une maladie qui s'aggrave à mesure que se déroule sa pathogénie, doit se modifier à chacune des phases de son évolution; j'ai été amené par la clinique à considérer trois périodes dans cette évolution, une fois réalisé le prolapsus du côlon, périodes que je désigne, d'après l'origine apparente des symptômes subjectifs, sous les noms de gastrique, mésogastrique, neurasthénique, et auxquelles correspondent, au point de vue anatomo-pathologique, l'atonie gastrique, la gastroptose, l'entérosténose.

Il est évident que si nous eussions examiné notre malade au début de son entéroptose, nous n'aurions trouvé ni corde colique, ni battement épigastrique, ni hypotase abdominale, etc.; mais dès les premiers jours nous aurions rencontré à l'état d'ébauche les quatre caractères subjectifs fondamentaux de l'entéroptose, ceux tirés du sommeil, de la nature des aliments le moins bien tolérés, de l'état des selles, de l'état des forces; et le premier signe objectif qui nous aurait frappés, aurait été le gonflement et la sensibilité du cœcum.

Les signes tirés du cœcum sont, en effet, les premiers qui apparaissent, et la sensibilité de cet intestin persistera tant que durera la maladie. A côté de cet argument qui vient, après l'argument anatomique, prouver l'origine de l'entéroptose par le coude droit du côlon, je puis ajouter celui-ci : la fréquence d'une douleur vive dans le flanc droit, avec sensation de gonflement, ressenties pendant quelques minutes ou quelques heures au moment de l'effort ou de la chute avec lesquels coïncide le début de la maladie. Chez notre malade, le siège de la douleur a été dans la région lombaire, ce qui est plus rare; mais son rapport avec le traumatisme est évident; chez beaucoup d'autres, il faut chercher ce traumatisme, les malades l'ont oublié; elles n'ont pas soupçonné qu'il pouvait exister une relation entre la douleur abdominale pendant un effort ou une chute, et les premiers symptômes d'entéroptose qui ont insidieusement paru quelques semaines après, et qui sont, en général, des symptômes vaporeux (atonie gastrique); souvent, en cherchant bien, on retrouvera cette douleur brusque du flanc, chez celle-ci à la suite d'un effort pour atteindre un objet élevé; chez celle-là après un effort pour soulever un poids trop lourd; chez cette autre à la suite d'un mouvement intempestif dans les jours qui suivent de près un accouchement.

L'accouchement, en effet, par la brusque décompression abdominale qui en est la conséquence, est une cause prédisposante capitale. L'entéroptose peut même se déclarer pendant les suites de couches, sans qu'il y ait d'effort assez notable pour que la malade s'en souvienne, sans qu'il y ait eu de symptôme douloureux du flanc droit ou des lombes. On conçoit, en effet, que s'il faut, en l'absence de prédisposition, une cause déterminante énergique, en revanche, plus seront accentuées les causes prédisposantes, moins seront nécessaires les conditions de violence requises pour réaliser un prolapsus; l'entéroptose s'installera graduellement, comme le résultat d'une succession de petits efforts répétés.

Ainsi donc : traumatisme, effort, chute, puerpéralité, voilà ce qu'on relève dans l'étiologie de l'entéroptose *protopathique* ou *primitive*, celle qui succède d'emblée à un état de parfaite santé. Mais il est des cas parfaitement caractérisés d'entéroptose (signes subjectifs et objectifs) dans lesquels on ne peut relever aucune des causes prédisposantes ou déterminantes qui précèdent ; seulement l'on remarque qu'il y a dans les antécédents de ces sujets, soit une dyspepsie d'ancienne date, soit une affection aiguë (fièvre typhoïde, pérityphlite, péritonite locale), dont le tableau morbide a changé un beau jour pour revêtir le masque de l'entéroptose. Ici, l'entéroptose est *secondaire*. Chez les dyspeptiques, c'est l'atonie gastrique qui s'est compliquée d'entéroptose (nous avons vu plus haut que l'atonie pouvait intervenir dans l'entéroptose primitive pour fermer le cercle vicieux en accentuant l'entéroptose) ; chez les autres, c'est l'atrésie par adhérences vicieuses du côlon ascendant et de la première anse transverse qui provoque la rupture de la statique intestinale.

Ce rapide aperçu étiologique (1) a bien sa place dans le chapitre du diagnostic. Etant donnée la notion de l'entéroptose entité morbide, l'élément étiologique jouera désormais un rôle important comme présomption du diagnostic de cette maladie ; puis, vérification faite, il servira à la spécifier. C'est ainsi que, chez notre malade, nous disons : *entéroptose* TRAUMATIQUE.

Est-il nécessaire, maintenant, de faire le diagnostic différentiel entre l'entéroptose, la maladie du rein mobile, la maladie de la gastrectasie et la neurasthénie ?

Pour la maladie du rein mobile ? — Assurément non ; cette maladie n'existe pas, ce n'est pas une entité. Nous ne suturerons ni enlèverons jamais le rein de cette femme, ni aucun rein mobile ; la néphroptose n'est

(1) F. Glénard. Etiologie de l'entéroptose. *Revue générale de clinique et de thérapeutique.* — Pour paraître prochainement.

qu'un accident de l'entéroptose; on ne voit pas de néphroptose en dehors de l'entéroptose, tandis qu'on voit fréquemment l'entéroptose sans néphroptose. On voit la guérison se prononcer rapidement, sans rechutes, chez des malades atteints d'entéroptose, alors que, cependant, la pointe de néphroptose constatée au début, est devenue un vrai rein flottant, une néphroptose du 4e degré. D'ailleurs, la pathogénie d'une « maladie du rein mobile » est impossible à édifier solidement sans le concours de l'entéroptose, tandis que celle-ci se passe admirablement, toutefois sans l'exclure, de la mobilité du rein.

Il n'en est pas moins vrai que si la présence d'une néphroptose ou, en général, d'une ptose dans l'hypocondre n'est pas nécessaire au diagnostic d'entéroptose, leur constatation rend le diagnostic indiscutable; il faut donc conserver à la palpation néphroleptique dans l'exploration méthodique de l'abdomen toute son importance, et toute sa valeur au signe objectif tiré de l'ectopie mobile du rein.

En raison de cela, nous compléterons la désignation de la maladie en présence de laquelle nous nous trouvons, en mentionnant le caractère contingent et accessoire qui en fait une variété de l'entéroptose, et nous dirons : ENTÉRONÉPHROPTOSE *traumatique*.

Quant à la gastroptose concomitante, il est évidemment inutile d'en parler, puisqu'elle est une conséquence fatale, inévitable de l'entéroptose. Je ne suis pas en état de vous dire si, chez notre malade, l'estomac abaissé est en même temps forcé ou dilaté. Cette hypothèse n'est pas nécessaire; en tous cas, la pathogénie que je vous ai proposée explique admirablement la possibilité et la genèse de la complication gastrectasique; en présence d'un cas où l'on constate les signes combinés de l'entéroptose et de la dilatation, on ne peut admettre la « maladie de la dilatation de l'estomac » que s'il est avéré que le syndrome de l'entéroptose a succédé à celui d'une dyspepsie invétérée (atonie gastrique, puis dilatation), l'entéroptose aurait été alors *secondaire* et le vrai nom de la maladie serait : gastrectasie compliquée d'entéroptose (1).

Ce diagnostic différentiel entre la maladie de l'entéroptose et celle de la gastrectasie, lorsqu'elles coexistent, repose donc sur une question d'étiologie et d'interprétation pathogénique. Toutefois un estomac frappé d'atonie (dyspepsie) ou de catarrhe (éthylisme, par exemple) peut-il se dilater sans passer par l'entéroptose? et alors, par quel mécanisme? Toute la question est là.

En tous cas, et c'est ma démonstration, il est une entité morbide, l'entéroptose, maladie débutant par un prolapsus de l'intestin, dans laquelle on peut constater comme complication la vraie dilatation de l'estomac, et affirmer, en expliquant admirablement la genèse de cette complication, que la gastrectasie est secondaire.

Reste le diagnostic différentiel avec les maladies indéterminées, neurasthénies, dyspepsie nerveuse, etc., etc. Je ne puis que vous dire ceci :

Ayez présente à l'esprit, au moment où, après un examen laborieux, vous allez, mécontents de vous, vous résigner à un de ces diagnostics de maladie indéterminée et sans localisation, après lesquels vous ne savez au juste si vous devez diriger votre traitement contre quelque cachexie, contre le sang ou les nerfs, l'utérus, le foie, le cœur ou l'estomac ; ou bien lorsque, après

(1) Voyez, à ce sujet : Perret. *Clinique médicale de l'Hôtel-Dieu.* Paris, Baillière, 1887, 501 p. Leçon sur la dilatation de l'estomac, p. 1-22.

bien d'autres médecins qui vous auront précédé auprès du même malade, lorsque, ayant échoué dans vos tentatives de combattre telle ou telle manifestation apparente et toujours trompeuse, vous allez vous décourager, ayez présente à l'esprit la possibilité d'une splanchnoptose, recherchez de suite celle de ces splanchnoptoses qui est le satellite obligé de toutes les autres, et dont le retentissement sur l'organisme est le seul pathogène, en même temps qu'il est le plus évident, c'est-à-dire songez à l'entéroptose et à sa lésion locale, l'entéroptose du coude droit du côlon ; scrutez alors avec soin les anamnestiques, en insistant sur les conditions qui ont pu préparer ou déterminer cette entéroptose, et vous verrez avec joie, très souvent, je vous l'affirme, se dérouler peu à peu devant vous un tableau morbide dont les clartés vous séduiront, dont les obscurités sont insignifiantes, et dont les indications vous conduiront, malgré vous, comme par la main, dans votre intervention thérapeutique.

Je ne vois pas des entéroptoses partout ! Il me semble que le complexus symptomatique que j'ai assigné à cette maladie et que j'exige pour son diagnostic (symptômes subjectifs, signes objectifs, épreuve de la sangle, notion étiologique) est assez spécial, assez caractéristique pour qu'on ne soit pas exposé à le trouver, même avec de la bonne volonté, dans toutes les affections de l'appareil digestif.

Dans ma statistique qui porte sur 1310 cas, *déjà triés* parmi les affections qui ressortissent plus ou moins directement des troubles de l'appareil digestif, je compte, *en dehors* de 404 cas d'entéroptose (232 entéroptoses pures(1), 148 entéronéphroptoses, 19 entérohépatoptoses,

(1) Parmi lesquelles les entéroptoses où l'examen objectif de

5 entéroptoses avec tumeur stercorale), cas tous vérifiés par les résultats de l'épreuve thérapeutique, je compte 254 cas de dyspepsie relevant d'une autre pathogénie, (non compris 58 cas de dyspepsie éthylique) et 225 cas de coliques hépatiques, pour ne parler que des affections entre lesquelles la confusion peut à la rigueur être parfois possible (l'entéroptose à crises sous-hépatiques ressemble parfois à s'y méprendre à la colique hépatique légitime).

Sur les 404	entéroptoses il y a 306	femmes et	98	hommes.
— 254	dyspepsies —	89 —	165	—
— 225	coliques hépat. —	159 —	66	—

La relation inverse qui existe, au point de vue de sexe, entre la dyspepsie et l'entéroptose prouve bien que ce sont deux maladies différentes, et que la confusion doit être rarement possible. Je démontrerai ailleurs pourquoi cette relation est presque identique dans les coliques hépatiques et l'entéroptose.

Enfin un dernier argument en faveur de l'entité de l'entéroptose et de sa pathogénie toute spéciale sera tiré de l'épreuve thérapeutique dont le résultat sera, en même temps, le contrôle de la légitimité des motifs qui auront fait porter le diagnostic de cette maladie.

l'abdomen n'était pas décisif en faveur de telle ou telle ptose accessoire.

CHAPITRE V

TRAITEMENT

Voici les indications évidentes que nous relevons dans la pathogénie, telle que nous avons été amenés à la concevoir chez notre malade :

1° Relever et maintenir élevée la masse intestinale;

2° Augmenter la tension de l'abdomen;

3° Régulariser les évacuations intestinales;

4° Exciter les sécrétions du tube digestif et des glandes annexes;

5° Alimenter la malade;

6° Tonifier l'organisme.

Voici l'ordonnance que nous formulons (1) :

1° Porter une sangle pelvienne (modèle spécial), très serrée, placée très bas, retenue par des sous-cuisses ; la garder constamment, jour et nuit.

[Cette sangle répond aux deux premières indications (2).]

2° *a.* Prendre chaque matin, dans la demi-heure qui précède le premier repas, ou chaque nuit, au réveil de

(1) F. Glénard. Du traitement de l'entéroptose en général. *Lyon médical.— Sur le point de paraître.*

(2) F. Glénard. Note sur la *sangle pelvienne*, communication à la Société de médecine de Lyon. *Lyon médical* et *Province médicale*, février 1887, p. 125.— Je n'ai pas besoin de dire que j'ai mis de suite dans le domaine public cette sangle qui, à Lyon, est déjà bien connue.

2 heures du matin, s'il est suivi d'insomnie prolongée, un demi-verre de la solution suivante :

Sulfate de soude............	30 grammes.
Sulfate de magnésie.........	20 —
Eau......................	1 litre.

[*Le laxatif est le vrai somnifère du dyspeptique.* (F. Glénard.) Le demi-verre de la solution qui précède peut être remplacé par un demi-verre d'eau de Janos ou autre, un quart de verre d'eau de Rubinat, une cuillerée à café dissoute dans un demi-verre d'eau, soit du sel de Karlsbad, soit de Sedlitz-Chanteaud ou granulé, etc.]

b. Si les selles sont insuffisantes le quatrième jour, ou si elles sont trop aqueuses, *continuer*, mais en ajoutant une des pilules suivantes, prise tous les soirs ou tous les deux ou trois soirs, suivant l'effet :

Al. socotrin.................	0,03 centig.
Extrait de rhubarbe...........	0,01 —

F. s. a. pour une pilule.

[J'écris al. socotrin et non aloès, à cause des préventions injustifiées de beaucoup de malades hémorrhoïdaires contre l'aloès. On peut d'ailleurs essayer de substituer à cette substance d'autres substances d'action physiologique analogue; ce qu'il faut avoir en vue en les *associant* aux laxatifs salins, qui excitent les sécrétions, c'est d'exciter en même temps les contractions, et l'on vérifiera la justesse de l'aphorisme suivant, que je propose : *Lorsque le sulfate de soude* ou un sel analogue *à petite dose* (6 à 8 gr.) *produit des selles aqueuses, l'aloès* ou une substance analogue *à petite dose* (3 à 5 centig.), *qui lui est associé, augmente la densité des selles et peut les rendre normales.* (Glénard.) Les laxatifs répondent à la 3e et à la 4e indication.]

3e L'alimentation se composera ainsi qu'il suit :

Quatre repas par jour;

Un potage au pain ou café au lait (2/3 café, 1/3 lait) le matin ;

Un repas de viande de bœuf ou de mouton rôtis, et d'œufs à la coque avec pain rassis, à 11 h.;

Un goûter à 4 heures, avec pain rassis et confiture ou thé ;

A 6 h. et demie, repas comme celui de 11 h.

Comme boisson, de l'eau alcaline ou de la bière.

Pas d'autres aliments, surtout pas de vin rouge ni de lait (sauf le lait très dilué du petit déjeuner, qui est *toléré*).

[L'indigestibilité du lait et du vin est un des caractères fondamentaux de l'entéroptose. La diète lactée, par conséquent, serait une faute. Ce régime répond à la 5e indication, et la digestibilité que j'assigne aux aliments dans l'entéroptose repose exclusivement sur la clinique.]

4° Prendre au milieu de chaque repas 1 gr. 50 de bicarbonate de soude. Si les progrès de l'amélioration sont trop lents, si l'amélioration, pour se maintenir, exige que le régime reste toujours aussi sévère, ou enfin si la régularité des selles ne peut être que difficilement obtenue avec les laxatifs signalés plus haut, faire une cure à Vichy.

[Les alcalins et la cure de Vichy répondent à la 3e, à la 4e et indirectement à la 6e indications. Il n'est pas besoin, si je rappelle les indications multiples à remplir *simultanément* dans l'entéroptose, d'insister pour montrer pourquoi la cure faite à Vichy par la malade n'a pas donné de résultats satisfaisants et suffisants, pourquoi, au contraire, tous les autres agents de traitement étant mis en œuvre, cette cure peut rendre des services absolument spéciaux.]

5° Hydrothérapie, sous forme de douches froides de 20 à 30 secondes chaque jour, pendant trois semaines.

[L'hydrothérapie répond à la 6e indication. On pourra

lui associer le massage général, le massage du côlon et les amers.]

Le traitement que je propose est inspiré exclusivement de la clinique, sans aucune espèce d'idée préconçue, après observation de 400 cas d'entéroptose que j'ai traités soit à Vichy, soit à Lyon, avec mes confrères, suivant ce schema. L'individualisation consiste à augmenter ou tempérer la rigueur avec laquelle on obéit plus ou moins à chacune des indications. Le secret du succès consiste à répondre à toutes à la fois; il ne consiste nullement en une sorte de suggestion, comme cela m'a été, fort bienveillamment du reste, attribué (1).

Un autre grand secret c'est de suivre le malade de fort près. Quinze consultations en trente jours, s'il est très malade, lui rendront infiniment plus de services que cinquante en un an. Il faut, au début, et si l'affection est grave (3ᵉ période ou période neurasthénique de l'entéroptose) tirer parti, pour l'impulsion thérapeutique, de l'enseignement que comportent chaque nuit, chaque garde-robe, chaque digestion.

Enfin, troisième secret, il faut croire à l'entité de l'entéroptose, puis, une fois le diagnostic posé, avoir toujours présentes à l'esprit les indications fondamentales, et, armé de confiance, de logique et d'énergie, aller de l'avant!

Le résultat thérapeutique d'un côté, la large observation clinique de l'autre, vous diront plus tard si réellement l'entéroptose existe, si elle est fréquente, s'il est utile de la classer comme entité morbide, si les indications révélées par sa pathogénie sont adéquates aux symptômes, si le traitement qui en résulte a prise sur la maladie, et enfin si on ne peut la prévenir. (Sangle puerpérale Fz. G.)

(1) Rapport de M. Féréol, *loc. cit.*

Dans le cas spécial de la malade qui a fait l'objet de cette conférence, il me paraît impossible que vous n'adoptiez pas mes conclusions. Quant à leur généralisation nosologique, suspendez votre jugement, attendez tout de la clinique.

En attendant, je puis bien me placer sous l'égide de mon savant Rapporteur, l'éminent Président de la Société médicale des hôpitaux de Paris, qui s'exprime ainsi dans son rapport (1) :

« Que l'entéroptose soit une « maladie spéciale, » ou une simple lésion capable, chez les prédisposés, de produire des conséquences graves et d'altérer leur santé dans le sens où la prédisposition les entraîne, il y a là un fait clinique important, qui mérite attention, parce qu'il peut être la source d'indications thérapeutiques... Le temps seul sera le vrai juge de la question. »

Cette conférence a été faite le 8 mars; et, dès le jour même, la malade fut, par M. le docteur Humbert Mollière, soumise à un traitement conforme à l'ordonnance précédente. Aujourd'hui, 25 avril, elle est encore à l'Hôtel-Dieu, et voici ce qui s'est passé :

Les vomissements qui depuis cinq semaines survenaient chaque jour au moins une fois, ont été complètement supprimés dès le premier jour du traitement et n'ont pas reparu; la malade mange beaucoup plus qu'avant.

L'insomnie qui depuis très longtemps tourmentait la malade et ne laissait place qu'à deux ou trois heures de sommeil chaque nuit, après trois heures du matin, a

(1) Féréol. — Rapport sur l'entéroptose. *Bull. Soc. méd. hôp. Paris*, 5 janvier 1887, p. 506 et 509.

été remplacée par un sommeil normal, interrompu seulement pendant quinze minutes à deux heures du matin.

Les garde-robes sont devenues quotidiennes sans lavements. Un grain d'aloès associé de temps en temps, le soir, au laxatif salin du matin, lorsqu'il n'y a pas eu de selle ou qu'elle a été trop aqueuse, en augmente la quantité, tout en lui rendant plus de consistance.

La malade se sent beaucoup plus forte, marche beaucoup mieux, n'a plus de céphalalgie ni de douleurs abdominales pendant la marche, et fait de longues promenades dans la cour. Elle dit que, si on lui supprimait sa ceinture, elle ne pourrait plus quitter son lit.

Les pertes blanches dont elle se plaignait ont disparu ; elle n'a pas eu, au milieu de ce mois-ci, le retour menstruel qui depuis longtemps survenait quinze jours après les règles. Elle n'a plus de maux de reins (1).

En un mot, elle constate que, depuis cinq ans, elle ne s'est encore jamais aussi bien portée, et ne doute pas de la guérison à brève échéance.

Mais, dès que sa ceinture se déplace ou se relâche tant soit peu, si elle fait le moindre écart à son régime strict de viande saignante, œufs crus et eau alcaline, ou si elle reste deux jours sans aller à la selle, elle se voit menacée de rechute qui s'annonce soit par de l'insomnie, soit par l'imminence de vomissements. Enfin, il lui reste encore, comme symptômes digestifs, un état

(1) Il a été omis dans l'observation que la malade, au début de son affection, avait été jugée atteinte d'une affection utérine et son col cautérisé, d'ailleurs sans résultat. C'est le sort commun à 60 pour 100 de mes cas d'entéroptose, d'avoir été, dans une phase donnée de leur affection, interprétés et traités inutilement comme maladies de matrice. Quant aux hommes entéroptosiques, je compte 4 cas dans lesquels le traitement a été dirigé contre la prostate, bien entendu sans aucun bénéfice.

vaporeux après le repas, avec gonflement épigastrique et bouffées de chaleur à la tête, mouvement congestif de la face, qu'elle combat en sortant aussitôt qu'elle a mangé. Ce sont là les symptômes de l'atonie gastrique qui, chez elle, ne peut encore avoir été guérie.

Pour hâter la disparition de ces symptômes, en même temps pour permettre à la malade de se relâcher, sans être exposée à une rechute, des prescriptions sévères relatives au régime et aux laxatifs, il n'y a, je le dis par expérience, que la cure de Vichy associée à l'hydrothérapie, aux amers et au massage du côlon, cure pendant toute la durée de laquelle le traitement précédent sera encore scrupuleusement suivi, qui puisse atteindre rapidement ce but. La malade s'est fait inscrire pour le 15 mai à l'hôpital thermal de Vichy, et son observation sera continuée.

---

245. — Lyon. — Imp. Vitte et Perrussel, rue Condé, 30.

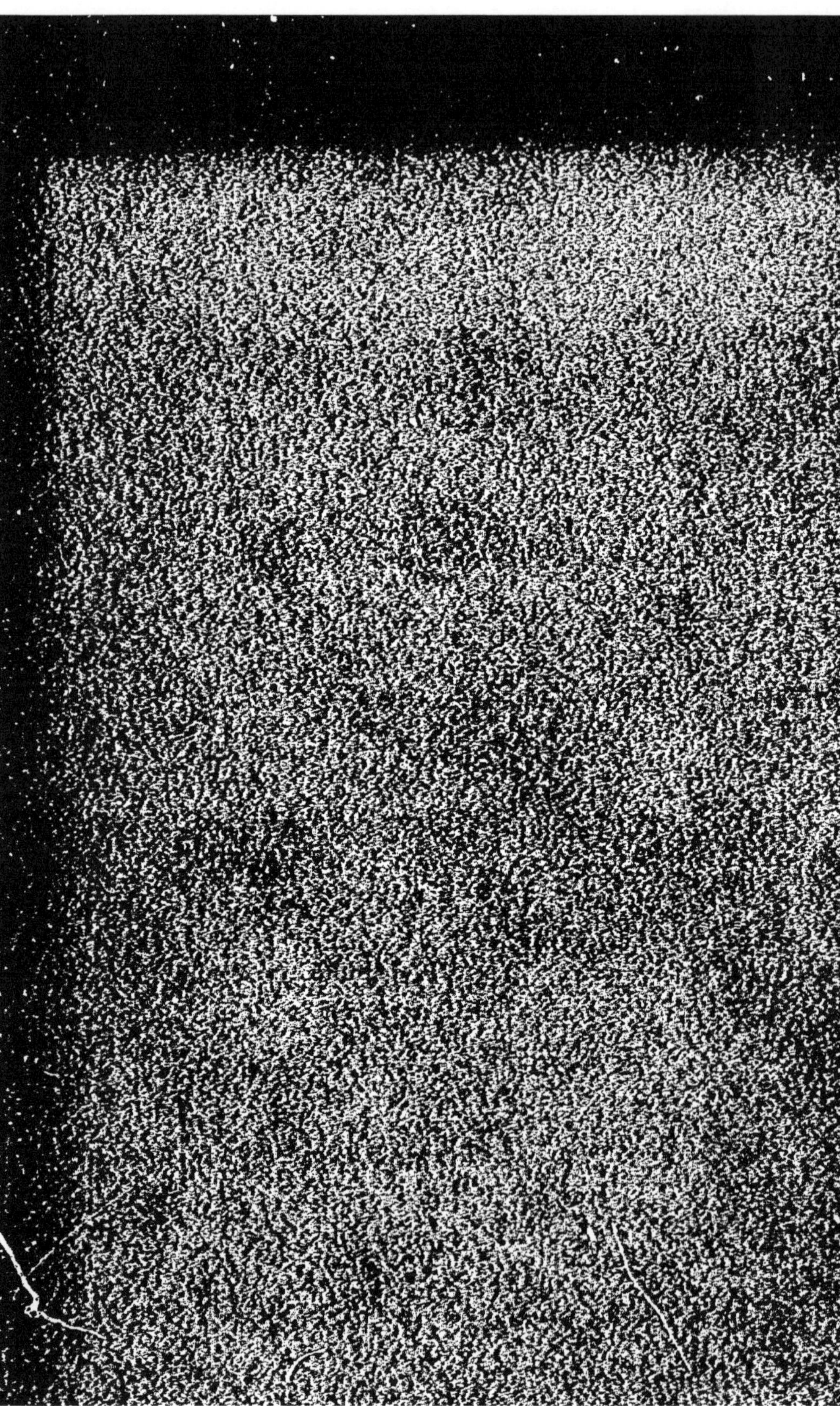

www.ingramcontent.com/pod-product-compliance
Ingram Content Group UK Ltd.
Pitfield, Milton Keynes, MK11 3LW, UK
UKHW021218230726
13926UKWH00003B/1089